〈背骨&骨盤〉ゆがみを直せば若返る！

おうちでできるアメリカ発カイロプラクティック

おおたとしまさ　編著

全国健康生活普及会　監修

前田慎一郎（ナルーデザイン）　装丁

はじめに

私はふだん、子育てや教育についての本を書いています。毎日10時間以上パソコンのディスプレイとにらめっこしながら、キーボードを叩いています。1日の仕事を終えると背中も肩も首もガチガチになります。適度に運動でもすればいいのでしょうけれど、なかなか続きません。たまに気まぐれでランニングしたら腰痛が出て、それから2〜3日まともに歩けなかったこともあります。

結局、頻繁にマッサージに通いながら、コリや痛みとつきあっていくしかありませんでした。

しかし、首がまったく動かなくなったとき、たまたまその場に居合わせたカイロプラクティックの先生に見てもらったところ、すぐに動くようになりました。感動すら覚えました。背骨のゆがみが原因ということでした。それが、今回私が骨のゆがみについての本を書くことになったきっかけです。

短距離走のウサイン・ボルト選手をはじめとするオリンピック選手や、各種プロリーグに所属する世界中のトップアスリートが、場合によっては専属のカイロプラクターと契約し、日常的にカイロプラクティックの施術を受けているそうです。

私は、過去にもカイロプラクティックに通ったことはありましたが、マッサージとの違いをちゃんと理解してはいませんでした。あらためて聞けば、カイロプラクティックとは、ただ骨をポキポキ鳴らして腰痛や肩こりをなおすのではなく、健康な体づくりのために考案されたものだとわかりました。本家本元のアメリカでは予防医学や統合医療として認められているんですね。

どうやったら骨がゆがまないのかではなく、人間の骨は毎日ちょっとずつゆがむという前提でいかに早めに戻すかを考えるという発想も、目からウロコでした。施術院に通わなくても自宅でできることがたくさんあるし、カイロプラクティックの考え方ではむしろそれを推奨しているというのも驚きでした。

そこで、本書では、日本最大のカイロプラクティック団体である日本カイロプラクティック連合会を運営する全健会（全国健康生活普及会）に所属するカイロプラクティックの先生たちの話をもとに、自宅でもできる手軽な健康法を紹介します。

目次

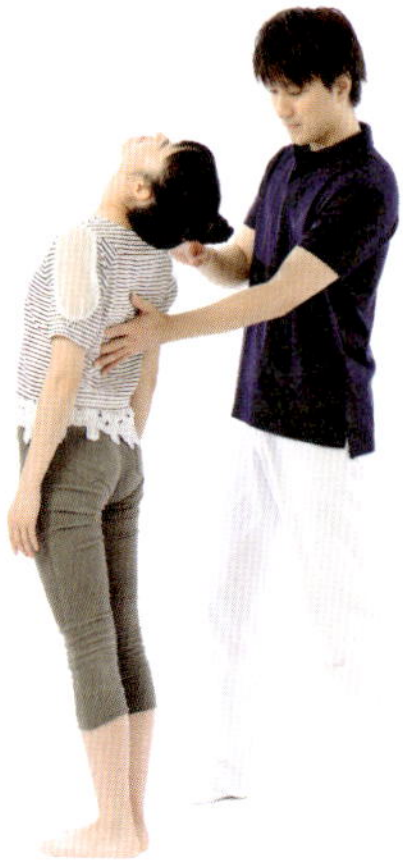

モデル/長野真歩
パートナー役/村上浩興
モデル撮影/菅沢健治

第3章 「コリ・痛み・疲れ」Q&A《原因》

第4章 自宅でできるゆがみチェック10《検査》

第5章

1日5分！ゆがみを戻すエクササイズ17《運動》

第6章

小顔、くびれ、美脚、バスト&ヒップに効くエクササイズ12〔美容〕

第7章

寝ている間にゆがみを戻す!〔睡眠〕

＊第４章、第５章、第６章のゆがみチェックや体操の方法は、全健会の動画サイト（zenkenkai.tv）でも見ることができます。誌面では動きのわかりにくいところに関しては、動画をチェックしてみてください。

＊本書はアメリカ発祥のカイロプラクティックの理論をもとに書かれていますが、カイロプラクティックは日本では医療としては認められておらず、よって本書掲載の健康法も効果を保証するものではありません。カイロプラクティックの施術をはじめ、本書掲載のさまざまな健康法の効果には個人差があります。本書掲載の運動などを実施し、体に異常を感じた場合は、直ちに中止してください。

理論

第1章 ゆがみは万病のもと？

お話を聞いた先生

佐藤 敏夫先生

施術歴30年。神奈川県で「カイロセンタートリニティー六浦」を運営。全国健康生活普及会優秀A級カイロプラクター、米国カイロプラクティック医師学会会員、日本カイロプラクティック連合会講師統括。アメリカのテキサスカイロプラクティック大学での研修も修了。

痛みは体からのSOS

おおた　毎日パソコン作業をしていると、背中の筋肉が張ってきて、首や後頭部に鈍い痛みを感じることがあります。ひどいときには炎症止めの塗り薬を塗ったり、痛み止めの薬を飲んだりします。

先生　どれどれ。ああ、だいぶ猫背になっていますね。コリや痛みが出るわけです。痛いのは首から上だけですか？

おおた　いえ、肩甲骨《けんこうこつ》の間あたりにも違和感を感じることがよくあります。

先生　このあたりですね。胃も悪くないですか？　ゲップがよく出るとか？

おおた　その通りです。人間ドックでは、逆流性食道炎と言われたことがあります。

先生　背骨のここが悪い人は、胃が悪くなることも多いんです。

おおた　なぜ、背骨のゆがみが、胃に関係するのですか？

先生　胃につながる神経は背骨のこのあたりから出ているんです。背骨がゆがむと、胃につながる神経が圧迫されて、胃を健康に保とうとする力が低下します。

おおた　そんなことがあるんですか？　知らなかった。
先生　背骨には脳からつながる神経が通っています。その神経が、体中の隅々まで伸びて、さまざまな情報を脳に伝えたり、脳からの指令を受け取ったりしています。骨がゆがむと神経の通り道を圧迫し、神経伝達が滞ります。そうなってしまったときに、体は痛みという形でＳＯＳを発します。
おおた　痛みは体からのＳＯＳなんですね。
先生「今、ここが悪いから、早くなおして！」というサインです。最初は筋肉のハリやコリという形でＳＯＳを発します。マッサージでもその場は楽になりますが、根本的な解決にはなりません。そのうちに痛みが生じます。それでも鎮痛剤などで痛みだけを取り除いているうちは、根本をなおすことはできません。そうやって骨のゆがみを長い間放置していると、そこに関連する臓器が少しずつ弱っていき、病気を発症することがあるのです。
おおた　恐ろしいですね。内臓への負担は自覚が難しいですからね。
先生　だからこそ、筋肉や関節などに痛みが生じたら、早めに根本的な対処をすることが大切です。健康の維持のためには、骨のメンテナンスも重要な要素なのです。

骨のゆがみは万病のもと

骨がゆがむことで、神経が圧迫されると、その神経の先にある臓器にまで悪影響が出ます。どのあたりの骨のゆがみが主にどんな疾患の原因になり得るのかはP16をご覧ください。

人間の体には自律神経という神経が張り巡らされています。体のどこかに不調があれば、それを感知し、脳と連携して、正常に戻すように働きます。人間本人が気づいていなくても、寝ている間でも、自動的に自律神経が働いて、体の調子を保とうとします。

しかし骨がゆがみ、神経の通り道が圧迫されると、自律神経をはじめとする神経系統の機能が低下します。その結果、さまざまな疾患が生じてしまうのです。

たとえば、ある内臓で疾患が生じたとしても、その内臓が勝手に病を作り出したわけではありません。なんらかの悪条件が重なり、さらに体の自己回復能力が滞ることによって、疾患が発生するのです。

骨盤と背骨の正しい関係

さきほど「骨がゆがむ」という表現を使いましたが、骨自体がぐにゃりと曲がってしまうことは基本的にはありません。正確にいえば、「骨の並びがゆがむ」ということです。

体の正面から見れば、背骨は骨盤からまっすぐ上に伸びています。しかし、体の横から見れば、背骨はゆるやかなS字カーブを描いています。

首の骨7つが、前にわん曲し、背中の骨12個がうしろにわん曲し、腰の骨5つが前にわん曲しています。これを生理的わん曲と呼びます（下図参照）。

この状態が、人間の背骨にとって最も自然な状態です。この状態でこそ骨の「神経の通り道」としての機能がフルに発揮されます。

しかし特にゆがみやすいのが骨盤です。骨盤は背骨の土台になっており、骨盤がゆがむと、それに合わせて背骨もゆがみます。背骨がゆがむと、首の骨もゆがみます。そうやって体中がゆがんでいくのです。

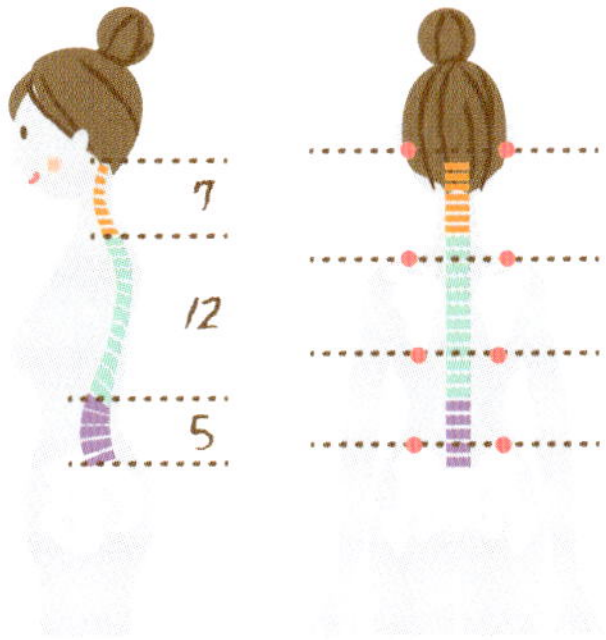

人間は毎日ゆがむ

骨盤が右にゆがめば、背骨は左にゆがむことで、全体としてバランスをとろうとします。骨盤が前にゆがめば背骨は後ろへ、骨盤がねじれれば背骨もねじれるという形でバランスをとります。骨がゆがめば、筋肉のバランスも悪くなります。

日常生活をしているだけで、人間の骨盤は毎日確実にゆがみます。だとすると、たとえば満40歳の人ならば、40年間分ゆがんでいることになってしまいますが、さすがにそれはありえません。人間の体には、自分の骨のゆがみを修整する機能があるのです。たとえば寝ている間にもゆがみは戻ります。人間は、朝起きた直後、少しだけ背が高くなっているというのを聞いたことがある人も多いでしょう。

しかし、毎日同じ姿勢で作業をしたり、良くない姿勢で寝たりということが続くと、修復機能が追いつかず、ゆがみが大きくなります。ゆがみが大きくなりすぎてこれ以上は危険だという領域に入ると、痛みという形でSOSが発せられるのです。

カイロプラクティックとは？

体の自己修整能力ではなおせなくなってしまった骨のゆがみを、外から力を加えて矯正するのがカイロプラクティックです。辞書によれば、「背骨や骨盤のゆがみを徒手によって矯正する治療法。広義では、薬物や手術による方法を除く体操・食餌《しょくじ》・物理療法を含む治療法を指す」。

１８９５年にダニエル・D・パーマーによって開発され、アメリカでは国家資格が必要な医療行為として認められています。ただし、日本では医療としては認められていません。あくまでも民間療法の一種とされています。

しかし全健会では、米国カイロプラクティック医師学会やテキサスカイロプラクティックカレッジと連携し、アメリカの基準に準ずるカイロプラクティックの技術を日本で広めています。自宅での体操、栄養や睡眠のとり方までを含めた健康指導を行うことが全健会のカイロプラクティックの特徴です。

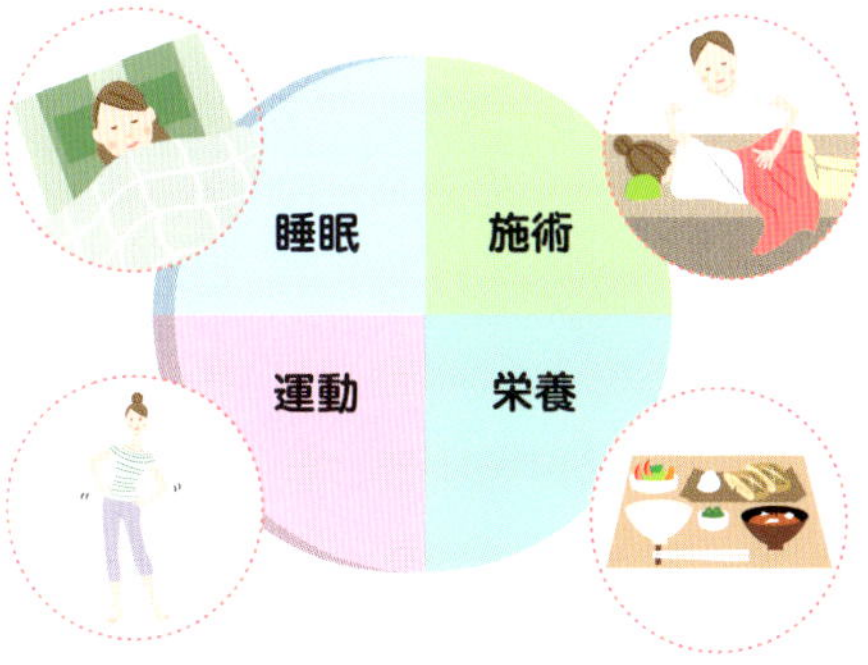

〈背骨と骨盤のゆがみに関係する病気〉

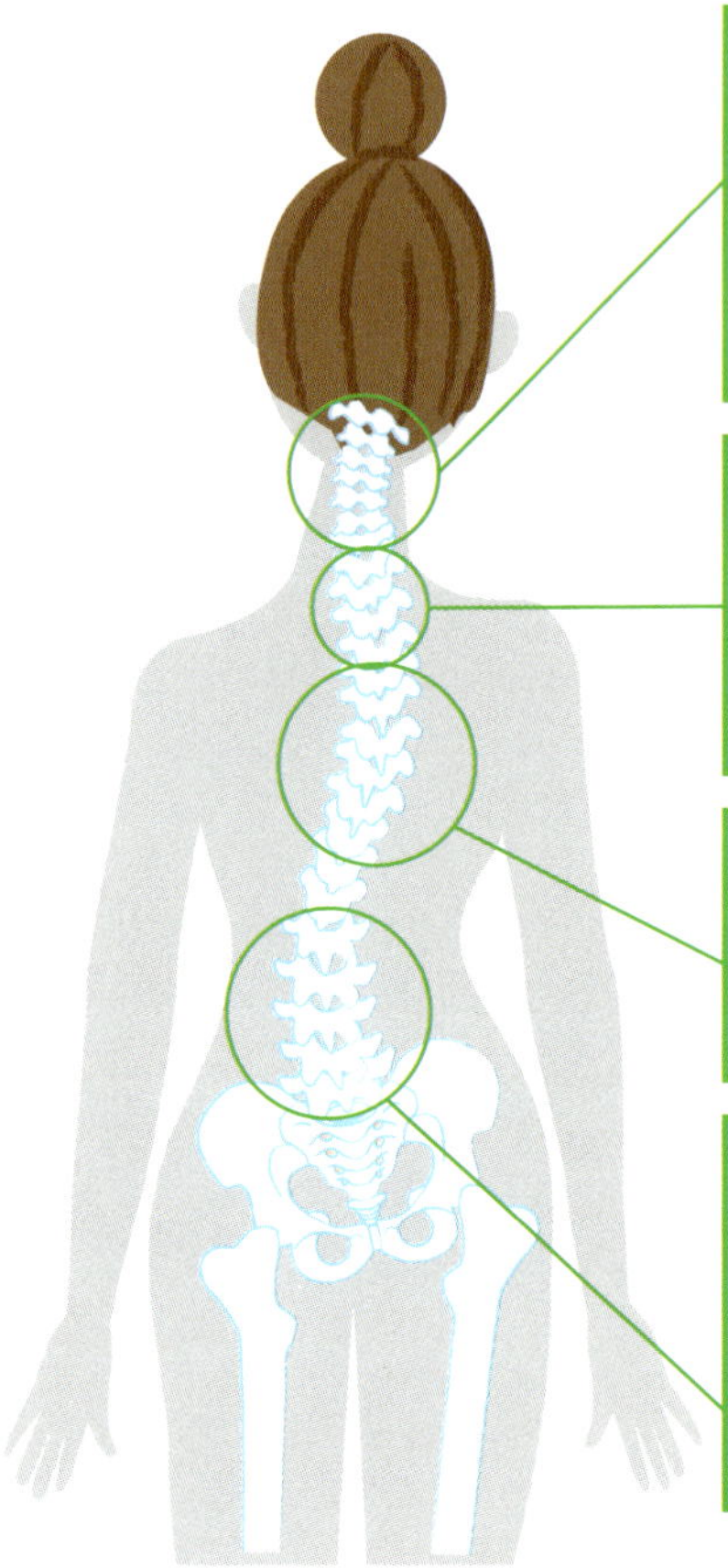

肩こり、頭痛、耳鳴り
不眠症、手等への障害

（特に第1、2、3頸椎がズレると）
目、耳鳴り、肩こり、手のしびれ、
むち打ち等

肩こり、風邪、セキ
等への障害

（特に第1、2、3、4胸椎がズレると）
肩こり、手のしびれ、胃、ねこ背等

風邪、セキ、内臓等
への障害

（特に第5、6、7、8胸椎）

腰痛、下痢、便秘
足等への障害

（特に第3、4、5腰椎がズレると）
ギックリ腰、ヘルニア、神経痛、
足のしびれ等

生活
習慣

第2章 今すぐやめたい！ 7つの習慣

お話を聞いた先生

伊藤 裕貴先生

施術歴 27 年。大阪府で「ユウキ施術院」を運営。全国健康生活普及会優秀A級カイロプラクター、米国カイロプラクティック医師学会会員、日本カイロプラクティック連合会名誉講師。アメリカのテキサスカイロプラクティック大学での研修も修了。

ゆがむのはしかたがない

おおた　骨がゆがまないようにするには何に気をつければいいのでしょうか？

先生　ゆがまないようにするというのは無理なんです。人間は毎日ゆがみます。どんなに気をつけていてもゆがみます。私でもゆがんでます。

おおた　どうしてゆがむんですか？

先生　日常生活の中の何気ないクセが、自分でも気づかないうちに骨をゆがめてしまいます。たとえば、おおたさんはスマホ、使っていますか？

おおた　はい。

先生　どうやって使いますか？

おおた　どうやってって、こうやって……。

先生　はい。今、おおたさんの首は、キリンの首のように、まっすぐ斜め前に突き出ていますね。首のまわりが窮屈な感じがしませんか？

おおた　言われてみれば、たしかに……。

先生　この状態を長時間続けていると、首の関節が伸びて、この形を形状記憶してしまいます。この状態をストレートネックといいます。今、非常に増えています。こうやって日常生活の悪いクセを、骨や筋肉が記憶してしまうんですね。ではスマホを置いて、真正面から私の顔を見てください。今、まっすぐ前を向いていますね。この状態で、首のまわりはどんな感じですか？

おおた　さっきの窮屈な感じがないです。

先生　そうでしょう。これが首にとって負担の少ない姿勢です。おおたさんの場合は、首の骨がまっすぐになりやすくて、その分、猫背になっています。毎日のパソコン作業で、クセがついてしまっているのでしょう。

おおた　クセをつけないためにはどうすればいいのですか？

先生　まずはこれから紹介する悪い習慣をできるだけやめることです。

おおた　でも無意識にやってしまいますよね。「あ、固まっちゃった！」と思うとき、私は自分で体をねじってポキポキ骨を鳴らすんですけど、これはどうなんですか？

先生　それも悪いクセですね。自分で体をねじっても、いつも同じところばかり伸ばすことになってしまい、ますます背骨がゆがみます。

通勤編

1 片足に体重をかけて立つ

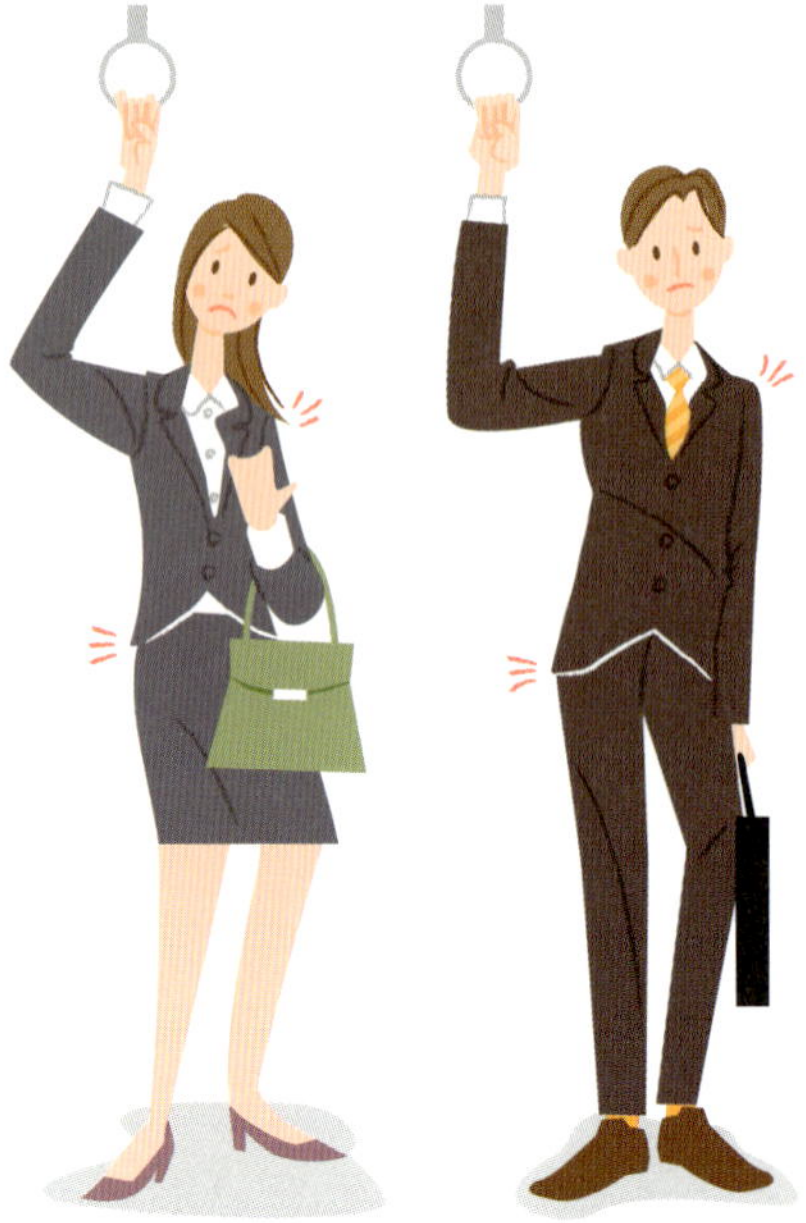

通勤電車の中で立っているとき、ついどちらかの足に体重をかけて立っていることが多いのではないでしょうか。どちらか片方の足ばかりに体重をかけていると、だんだんと骨盤がゆがんできてしまいます。

無意識でやってしまうことですからしょうがないのですが、片足に体重をかけていることに気づいたら、意識的に逆の足に体重をかけて立ってみるなどしてバランスをとりましょう。

できるだけ、両足にバランス良く体重をかけるように意識してみてください。背筋を伸ばして姿勢を良くすると、自然にバランスが保てます。

2

足を組む

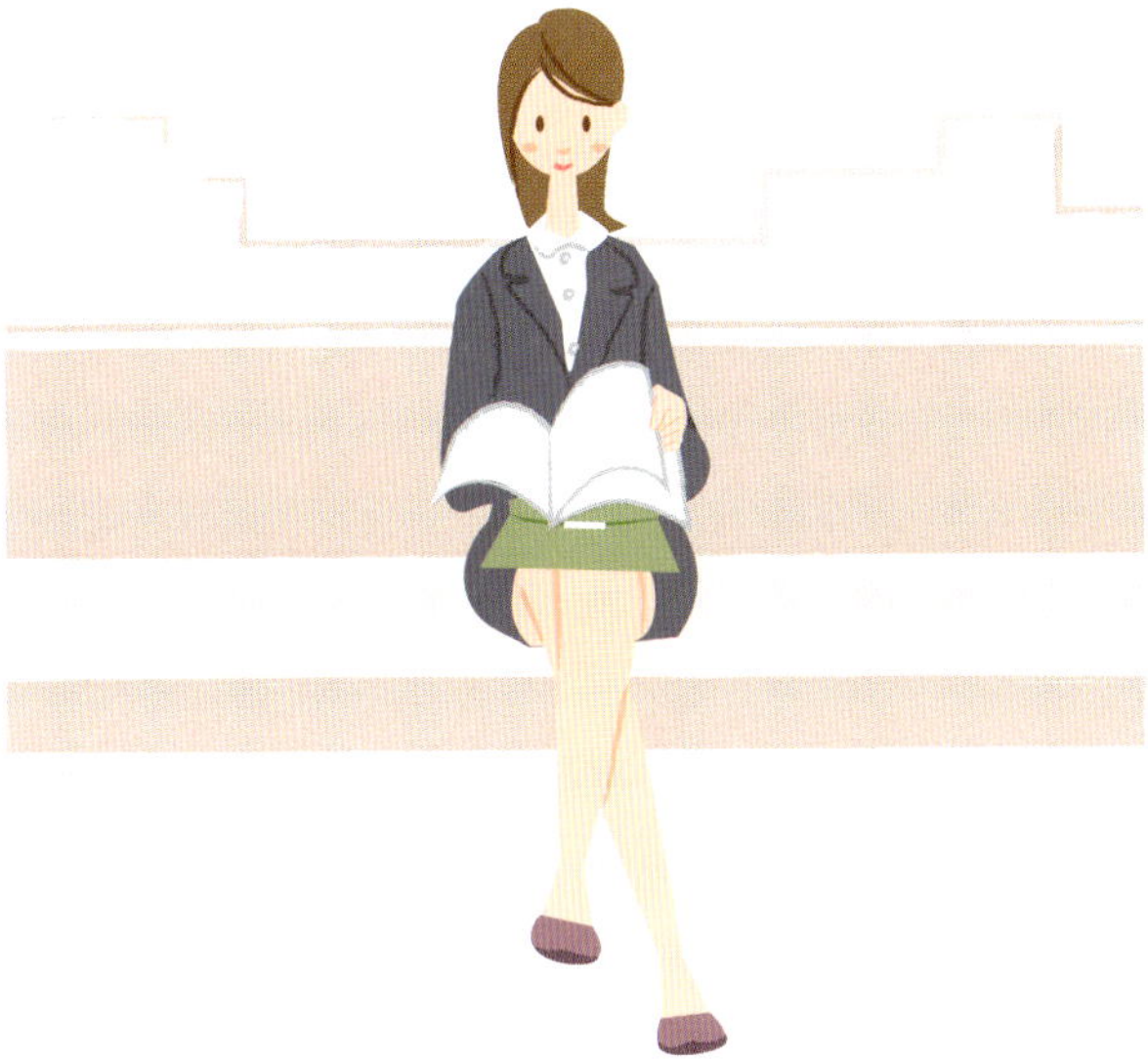

電車の中で席に座っていて、まわりがそれほど混み合っていない場合、つい足を組みたくなってしまうのは、体の内部で体を支える筋肉の力が弱っているからです。足を組むことで、体をロックしてしまえば、筋肉は休むことができるので楽な感じがするのです。

でも、足を組んだままずっと同じ姿勢を続けていると、やはり骨盤がゆがんできます。姿勢を正して足を組まずに座っているのが理想ですが、どうしても足を組みたい場合は、左右交互にバランス良く組むようにしましょう。

電車の中だけでなく、喫茶店で一息ついているときや、会議中などにも気をつけましょう。

3

スマホを見る

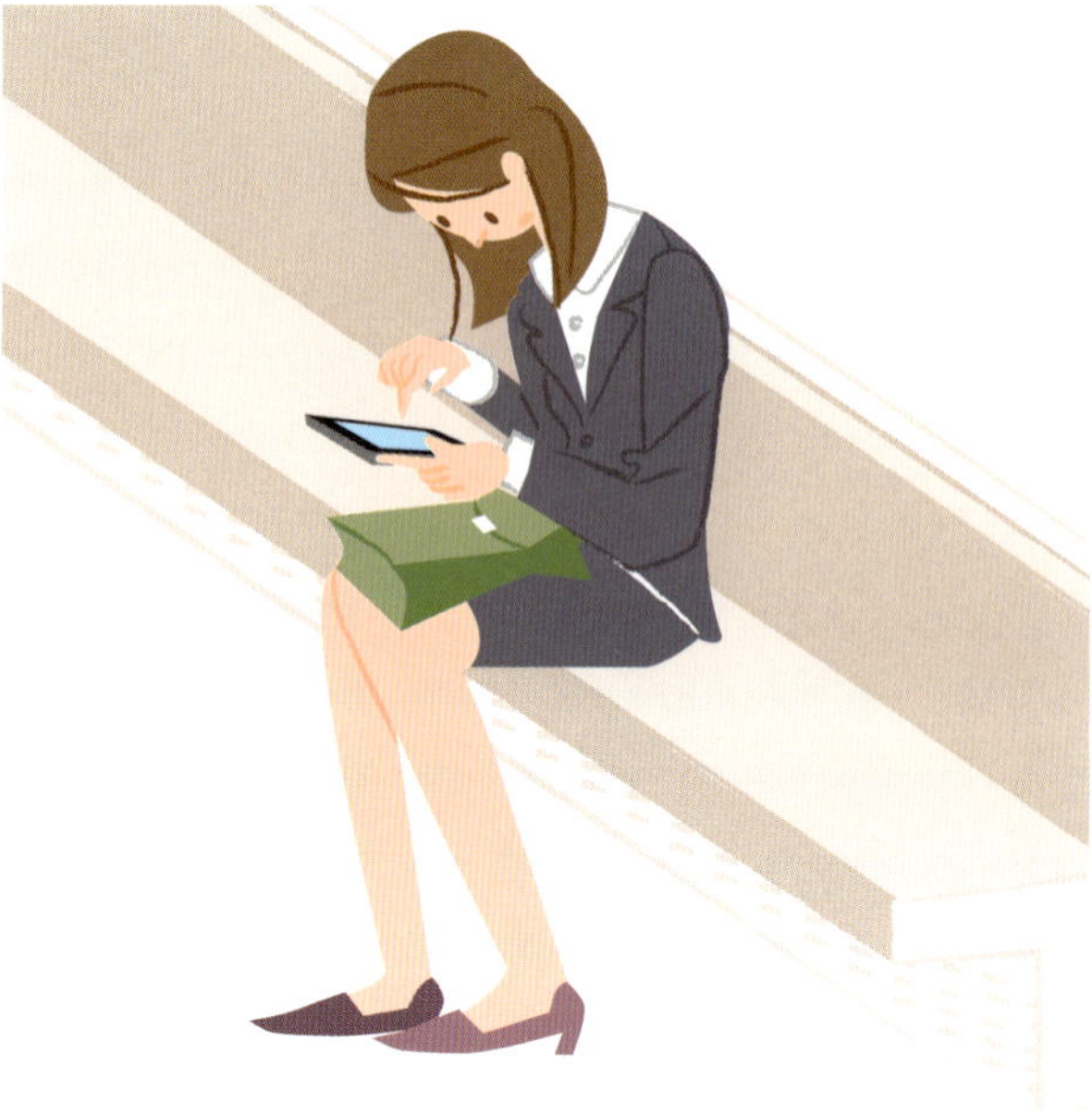

電車の中でずっとスマホを見ている人も多いでしょう。手元のスマホを見るためにずっと下を向いていると、首のわん曲がなくなってストレートネックになってしまいます。立って見ていても、座って見ていても同じです。

どうしてもスマホを見るのなら、スマホを目の高さまで持ち上げて、首がわん曲した状態を保つように意識しましょう。

満員電車の中で新聞紙を小さく折りたたんで読んでいるおじさんの姿、最近はあまり見なくなりましたけど、あのほうが、首の骨にとってはベターだったわけです。

いつも同じ手でカバンを持つ

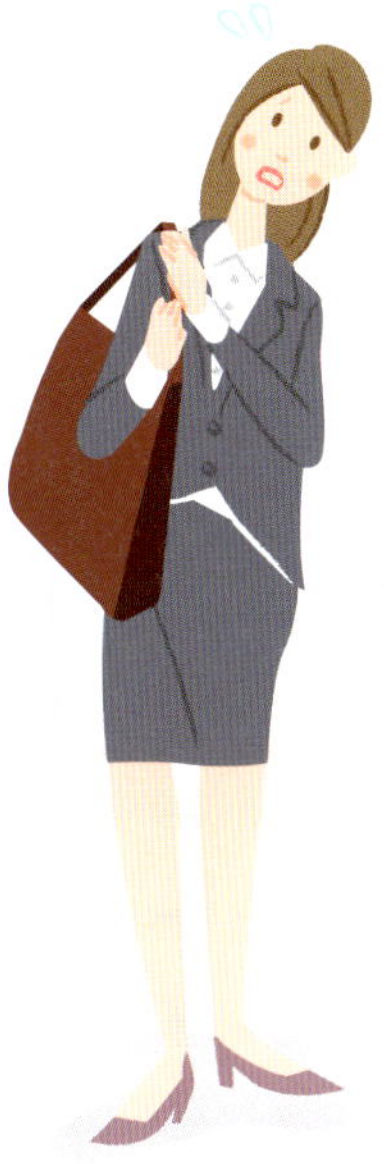

重い荷物の入ったカバンを持つときは、どうしても腕力のある利き手に頼ってしまいがちです。しかし、いつも同じ手で重いものを持っていると、筋肉のバランスも崩れますし、歩くときのバランスも悪くなって、骨盤もゆがんできます。できるだけ左右交互にバランス良く持つようにしましょう。

ショルダーバッグを肩から下げるときも同じです。いつも同じ肩で背負っていると、そちらの肩がだんだんと上がってきてしまいます。ショルダーバッグを斜めがけするときも、左右のバランスを考えましょう。

重い荷物を運ぶときにはリュックサックがベターです。

オフィス編

5 ノートパソコンを使う

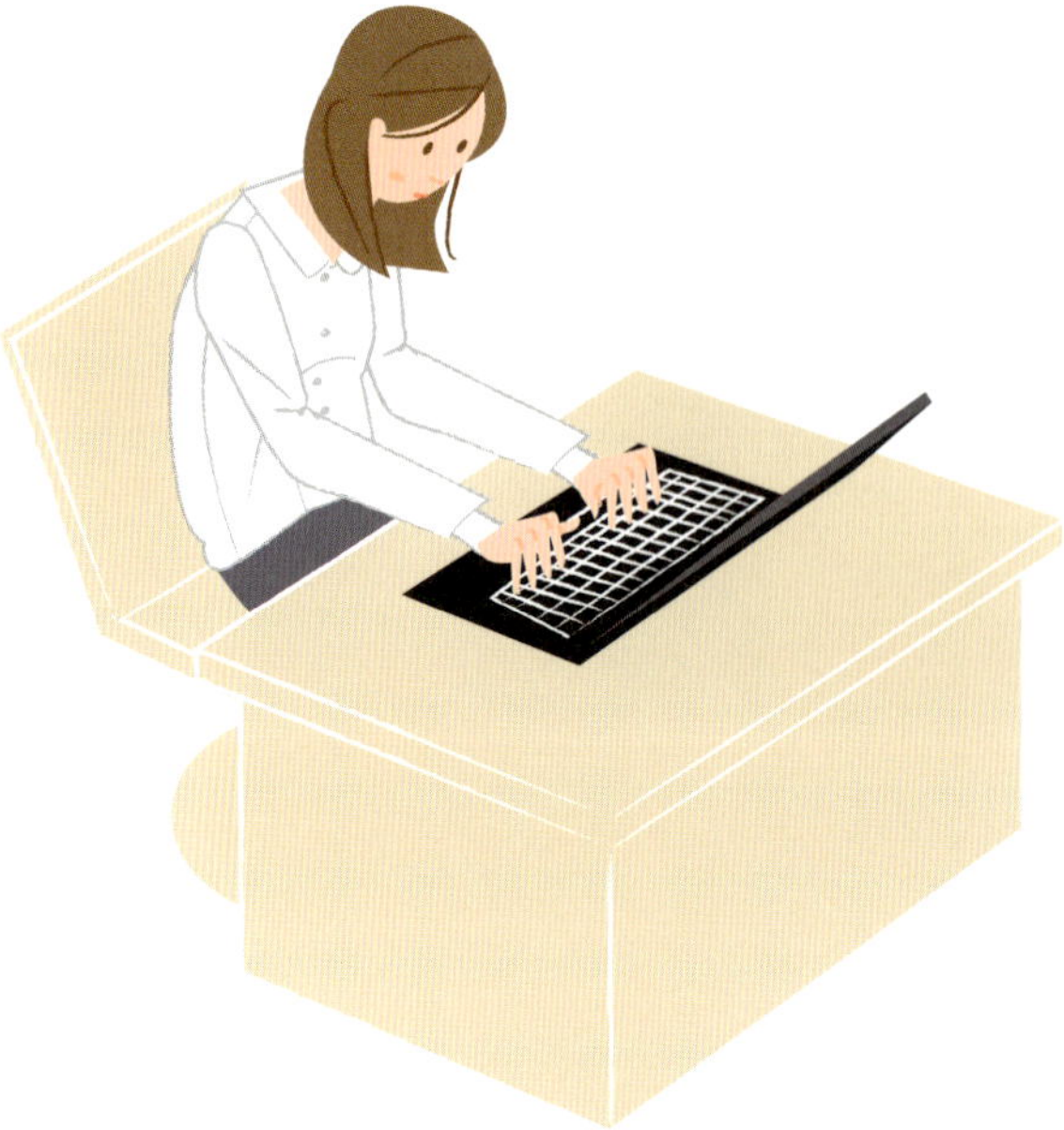

ノートパソコンを使っていると、どうしても姿勢が悪くなります。

ディスプレイが低いので、スマホを見ているときと同じように、ストレートネックになりやすく、しかも、キーボードを手元に置けないので、両腕を前に出さなければならず、常に肩まわりが緊張しているうえに、どうしても猫背になりがちです。

ノートパソコンはもともと長時間使用するには適していないのです。慢性的な肩こりや背中の痛みを抱えている人は、パソコンをデスクトップタイプに替えたりして、ディスプレイとキーボードの位置を調整するだけで、症状が解消することがあります。

6 腰が丸まった状態で長時間座る

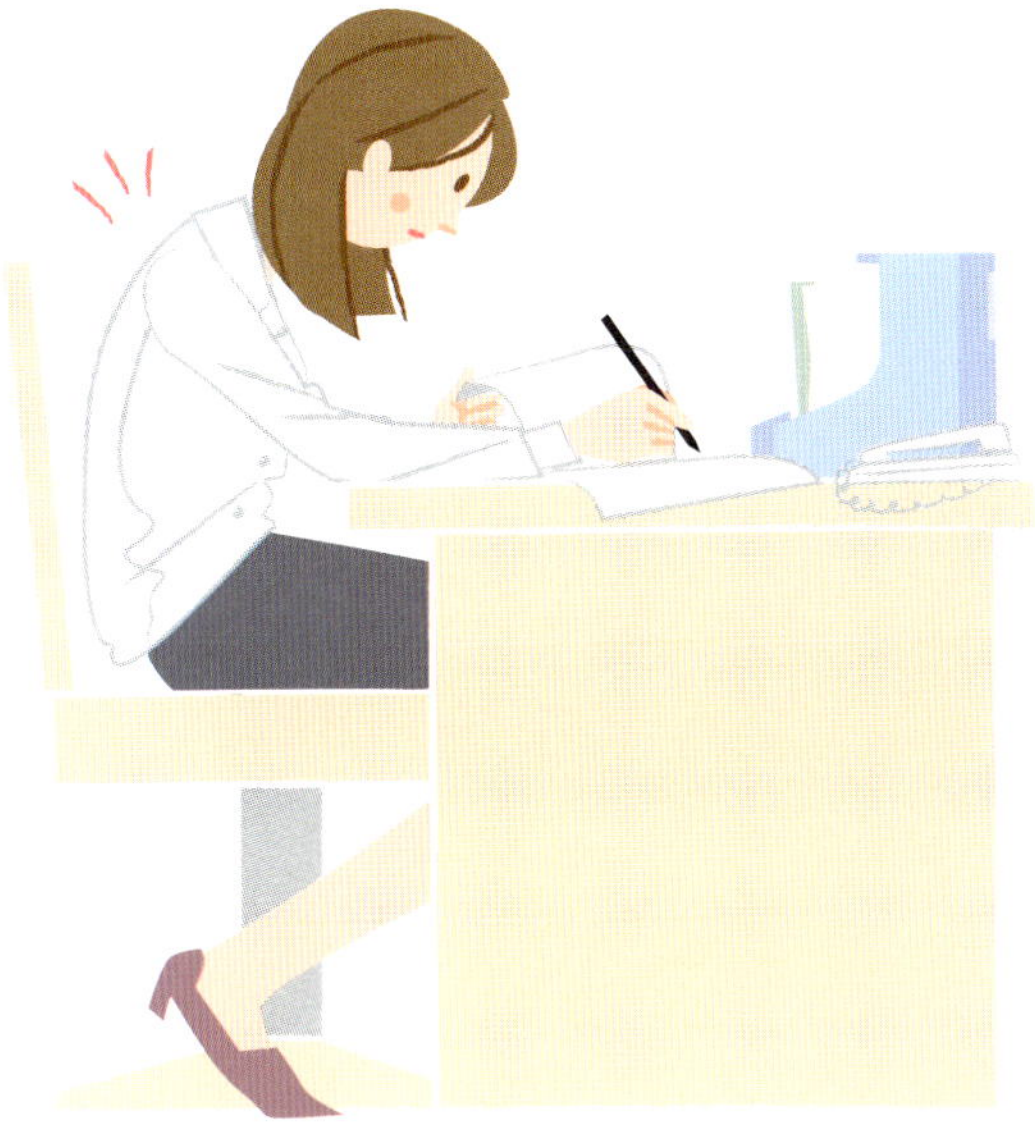

　長時間椅子に座って作業をしていると、だんだんとお尻が前に出てきて、腰が丸まってしまいます。その状態が続くと、徐々に背骨のわん曲がなくなってしまいます。

　集中して仕事をしているとついそのような姿勢になっていることも多いと思いますが、気づいたときには椅子に深く座り直し、背筋を伸ばすようにしましょう。どうしても腰が丸まってしまう人は、１時間おきに立ち上がり、前屈と後屈をするなど、腰を動かすようにするといいでしょう。

　腰の角度を適切に保つための補助グッズもいろいろありますから、試してみるのもいいでしょう。

7 やわらかすぎるソファやベッド

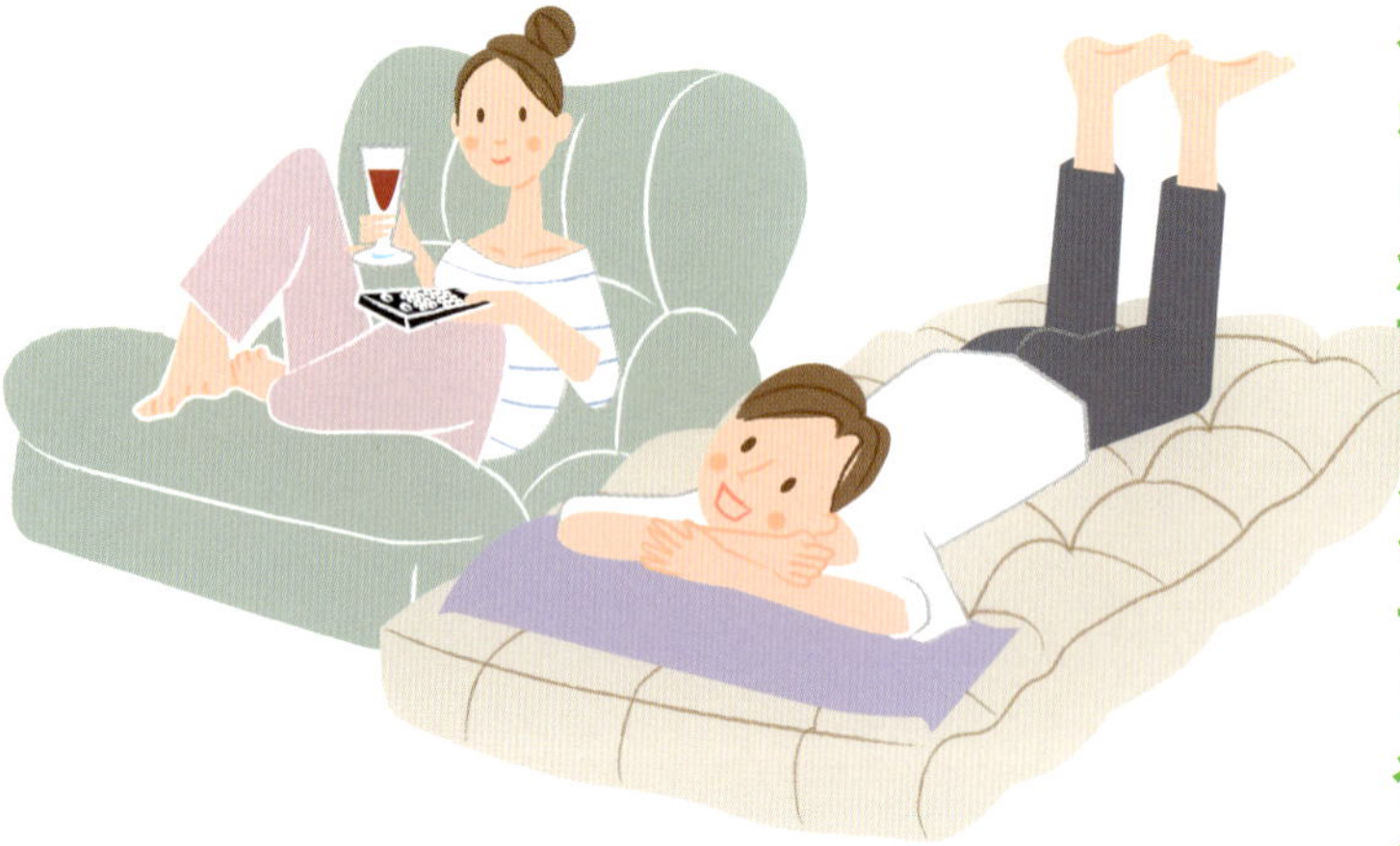

やわらかいソファやベッドに身を投げ出すと、包み込まれるような感覚がして、たしかに気持ちがいいものです。しかし、やわらかいソファやベッドに身を任せていると、腰など体重がかかるところが沈み、さらにそこに体重が集中してしまいます。

やわらかいソファに長時間座っていると、常にお尻が沈み込んだ状態になり、背骨のカーブがなくなってきます。やわらかすぎるベッドに寝ていると、腰が沈み、やはり背中のカーブがなくなったり、骨盤がうしろに傾いたりします。

適度な硬さがあり、姿勢を保ちやすいソファやベッドを選ぶようにしましょう。

原因

第3章 「コリ・痛み・疲れ」Q＆A

お話を聞いた先生

田中 健之先生

施術歴19年。東京都で「CBPセンター」を運営。全国健康生活普及会優秀A級カイロプラクター、米国カイロプラクティック医師学会会員、日本カイロプラクティック連合会名誉講師。アメリカのテキサスカイロプラクティック大学での研修も修了。

違和感を感じるうちが華!?

おおた　背中が張ってあんまりにもつらいとき、自分でマッサージしても、ストレッチしても余計に違和感が強くなるばかりのときがあります。それでもがまんしていると、ある日突然痛みを感じなくなることがあります。ラッキーって感じなんですけど。

先生　それはよろしくないですね。痛みがなくなったからといって、良くなったのではありません。あまりに痛みが続きすぎるので、麻痺が始まっているんです。

おおた　放っておいたら良くなったというのは錯覚だったのですね。

先生　そうです。「ここがゆがんでいるから早くなおして！」と、せっかく体がＳＯＳを発し続けているのに、それを無視し続けると、体もあきらめてしまうのですね。

おおた　夫婦関係と同じですね。文句を言ってもらえるうちが華みたいな。骨のゆがみも、痛いうち、違和感を感じられるうちが華ということですね。

先生 麻痺までいってしまうと、根本をなおすまでには時間がかかります。また、筋肉や関節だけではなく、内臓など体の中のほうにまで悪影響がおよんでいる可能性があります。

おおた 筋肉や関節の痛みをがまんしてしまうと、そのしわよせが体のほかの部分にいってしまうのですね。

先生 女性の場合は特に、痛みを放置していると、それがもとで体形が崩れたり、むくみが出たり、美容の面でも悪影響が出ることがあります。

おおた 骨がブスだと見た目もブスになる。逆にいえば、骨がきれいなら、見た目もきれいになっていくわけですね。

先生 痛みを通り越して麻痺までいってしまうと、少し運動したりして体が正常に近づいたときにこそ麻痺がなくなってきて、逆に痛みが出てくることがあります。

おおた だから運動したあとに余計に体の調子が悪くなるんですね、私は！ これ、良くなるでしょうか。

先生 急には良くなりませんけれど、ちょっとずつ体の悪いクセをとっていくことが大切です。

Q 肩や首がこるのはどうして？

A　人間の頭部は、体重の約8％を占めているといわれています。それだけの体重60キログラムの人ならば、約5キログラムです。そのために首の骨は、やや前方にわん曲し、重さを受け止めやすい形になっています。

しかし、スマホやノートパソコンの画面を長時間のぞき込んだりしていると、せっかくの首の骨のわん曲がまっすぐに伸びてしまいます。先端に5キログラムもの重さをつけたまっすぐな棒を斜め前に突き出し、棒の根元を手で持っていたとしたら、かなりの重さを感じることが想像できるのではないでしょうか。それだけの重さを、肩・首の筋肉でずっと支えていることになるのです。疲れるわけです。

そのような状態が続くと、リンパの流れが悪くなり、老廃物がたまり、コリの原因となります。デスクワークの長い人に多いパターンです。

Q

慢性的な背中の痛みの原因は？

A　背骨は本来、左図のようなS字カーブを描いて体を支えています。しかし、猫背になってしまったり、逆にまっすぐに近い形になってしまったりすると、神経・血液・リンパの流れが悪くなり、痛み・ハリ・コリの原因になります。

全身の神経は、いったん背骨の中を通り、背骨の一つひとつの間から出て、全身につながっています。背骨の1カ所がゆがむと、そこから伸びる神経が圧迫され、関連する内臓の調子が悪くなります（P44参照）。たとえば左右の肩甲骨《けんこうこつ》にはさまれたところにある背骨がゆがむと、背中が痛むだけでなく、胃の調子まで悪くなることが知られています。

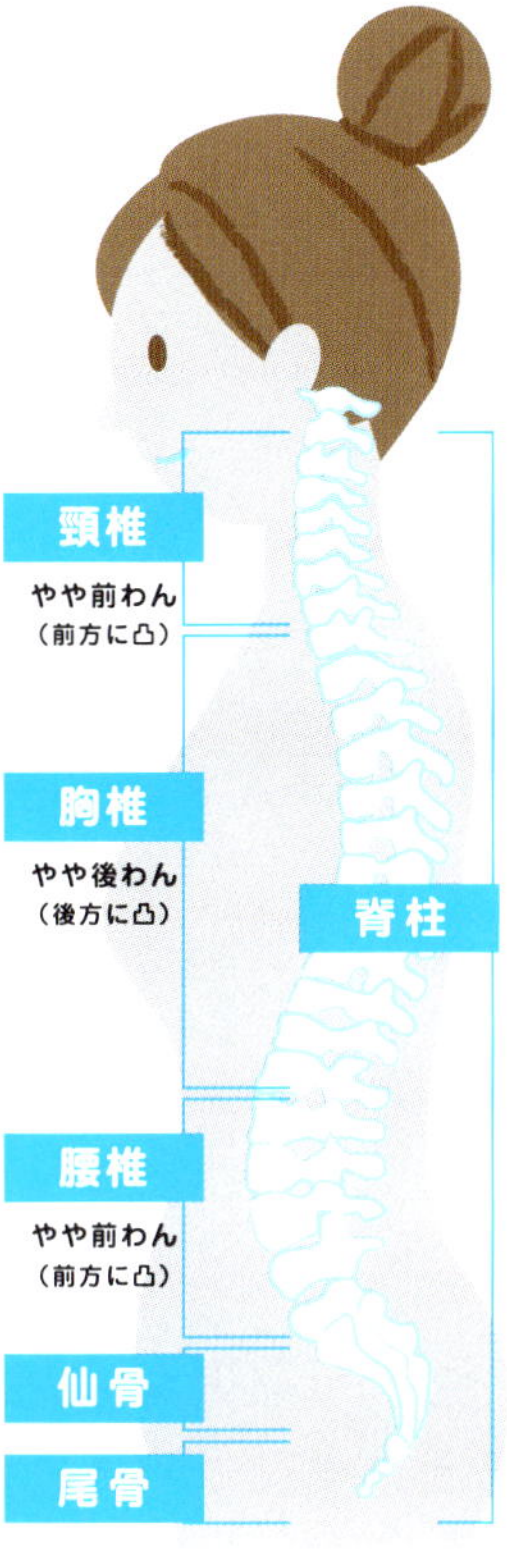
頸椎
やや前わん
（前方に凸）
胸椎
やや後わん
（後方に凸）
背柱
腰椎
やや前わん
（前方に凸）
仙骨
尾骨

Q 目が疲れたときにはどうすればいいの？

A　目が疲れるということは、眼球のまわりの筋肉がこっているということです。かといって眼球のまわりの筋肉を直接マッサージするわけにはいきませんよね。眼球のまわりの筋肉をほぐすには、目のまわりを温め、血行を良くしましょう。特に長時間パソコンで作業をするような人は、ときどき目をつむり、筋肉を休めることも重要です。

根本的に目を疲れにくくするためには、筋肉の状態を良好に保つことも重要です。そのためには食生活の改善が必要になるかもしれません。タンパク質だけとっていればいいわけではありません。ビタミンやミネラル、特にカルシウムが不足していると筋肉に十分な栄養が行き渡らないのです。

首の上部の骨のゆがみが目の不調をもたらす場合もありますので、カイロプラクティックでは首の骨を矯正することもあります。

Q

肩が上がりにくくなってきたのはなぜ？

A　肩の構造はとても複雑です。胸骨《きょうこつ》に鎖骨《さこつ》が、鎖骨《さこつ》に肩甲骨《けんこうこつ》が、肩甲骨《けんこうこつ》に腕の骨が連結しています。これらの骨を周囲の多数の筋肉が支えています。鎖骨《さこつ》や肩甲骨《けんこうこつ》が連動して動くことで、腕は上下したり回転したりします。

肩を上げたり回したりしながら、もう一方の手で肩甲骨《けんこうこつ》に触れてみてください。肩甲骨《けんこうこつ》がたくさん動いていることがわかると思います。肩甲骨《けんこうこつ》の動きが悪くなると、肩の動きも悪くなります。

肩甲骨《けんこうこつ》の動きをなめらかに保つには、日ごろからよく動かすことです。しかしパソコン作業などでいつも腕が同じ位置にあると、肩甲骨《けんこうこつ》まわりの筋肉があまり動かないため、リンパが流れにくくなります。肩甲骨《けんこうこつ》のまわりに老廃物がたまり、コリが発生します。それでさらに筋肉の動きが悪くなるという悪循環に陥ります。

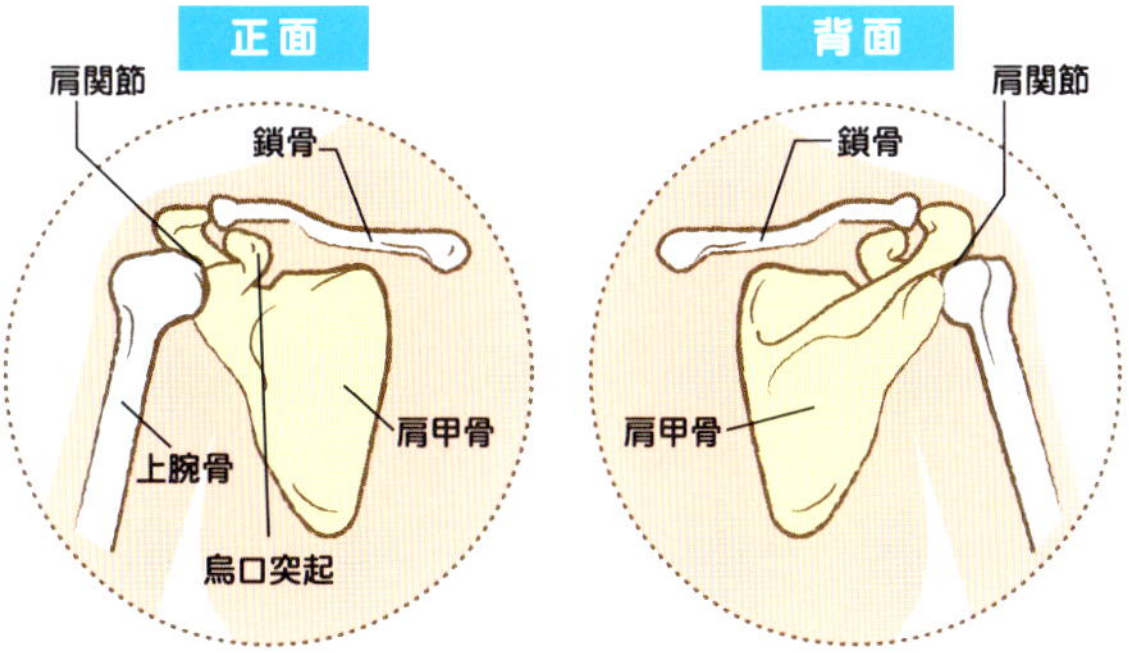
正面
肩関節
鎖骨
上腕骨
烏口突起
肩甲骨
背面
肩関節
鎖骨
肩甲骨

Q

腰が痛いのはなぜ？

A　腰痛の原因のほとんどは、骨盤のゆがみです。ゆがみのせいで関節そのものが痛みを感じる場合と、ゆがみのせいでバランスを崩した筋肉が痛みを感じる場合とがあります。

骨盤は、背骨からつながる仙骨《せんこつ》と、仙骨《せんこつ》の横に蝶の羽のように接続する左右の寛骨《かんこつ》（腸骨、坐骨、恥骨の総称）から構成されています。「骨盤がゆがんでいる」と言った場合、背骨と仙骨《せんこつ》の縦のラインがゆがんでいる場合と、仙骨《せんこつ》と寛骨《かんこつ》の横のラインがゆがんでいる場合の2種類が考えられます。痛みに左右差がないときは、縦のラインのゆがみが原因である可能性が高く、左右のどちらかに痛みが出ている場合は横のラインのゆがみが原因である可能性が高いと考えられます。

腰痛をがまんしていると、さらに背骨がゆがみ、体全体に悪影響をもたらします。そのうち痛みにも慣れてしまい、痛みを感じにくくなることもあります。

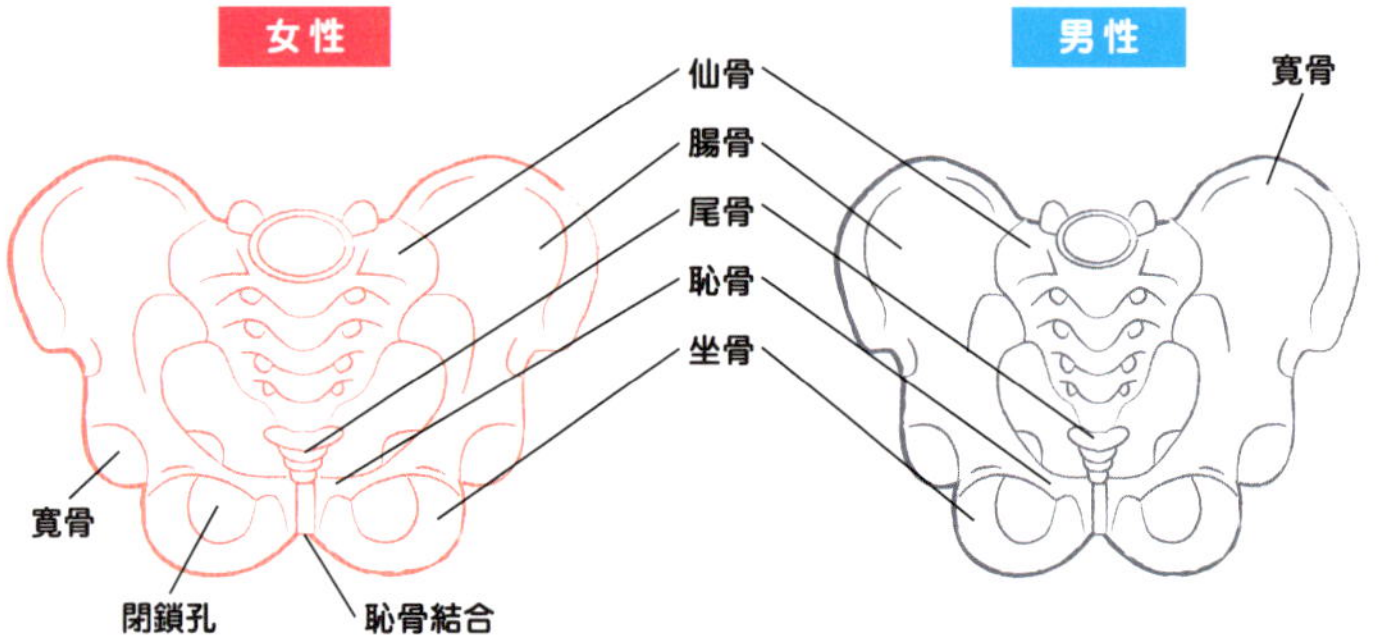
女性
男性
仙骨
腸骨
尾骨
恥骨
坐骨
寛骨
寛骨
閉鎖孔
恥骨結合

Q まっすぐに歩けてない気がするのだけど？

A けがをしているわけでもないのに足を引きずっているような歩き方になってしまったり、片足だけ「がに股」みたいに歩いていたりする場合、左右の骨盤のバランスが崩れている可能性があります。

たとえば右の骨盤が上がってしまっていると、右足が短くなります。それで足を引きずっているような歩き方になってしまいます。たとえば右の骨盤が開いてしまっていると、まっすぐ歩きたくても足がまっすぐ前に出ず、一度右側に向いてしまうため、大袈裟に言うと回し蹴りをするような歩き方になってしまいます。そのような歩き方をしていると、靴のかかとが左右アンバランスに減るのですぐわかります。

骨盤が左右にゆがんだままだと、背骨も左右にゆがみます。仮に腰には痛みが出なかったとしても、背中の筋肉の痛みや肩こりの原因になることもありますから、放置してはいけません。

Q 少し歩いただけですぐ疲れるのはなぜ？

A　体全体が疲れてしまうというのであれば運動不足による体力不足がいちばんの原因だと考えられますが、足が疲れる、腰が痛くなるという局部的な症状が出るのであれば、なんらかの骨のゆがみがあると考えられます。

腰が痛くなるのであれば、骨盤のずれがあると考えられます。もしくは骨盤を支える腹筋や背筋が弱っている可能性もあります。

足が疲れやすいのだとしたら、足の裏の土踏まずのアーチがなくなっているのかもしれません。いわゆる扁平足《へんぺいそく》というやつです。

土踏まずのアーチは、歩くたびに地面から伝わる衝撃をやわらげる役割をするものです。アーチが十分に機能を発揮するためには、足の裏の筋肉がやわらかくなければいけません。足の裏の筋肉をやわらかく保つためには、ビタミンやミネラルを補給して筋肉に十分な栄養を届けることと、リンパの流れを良くして老廃物をためないことが肝心です。

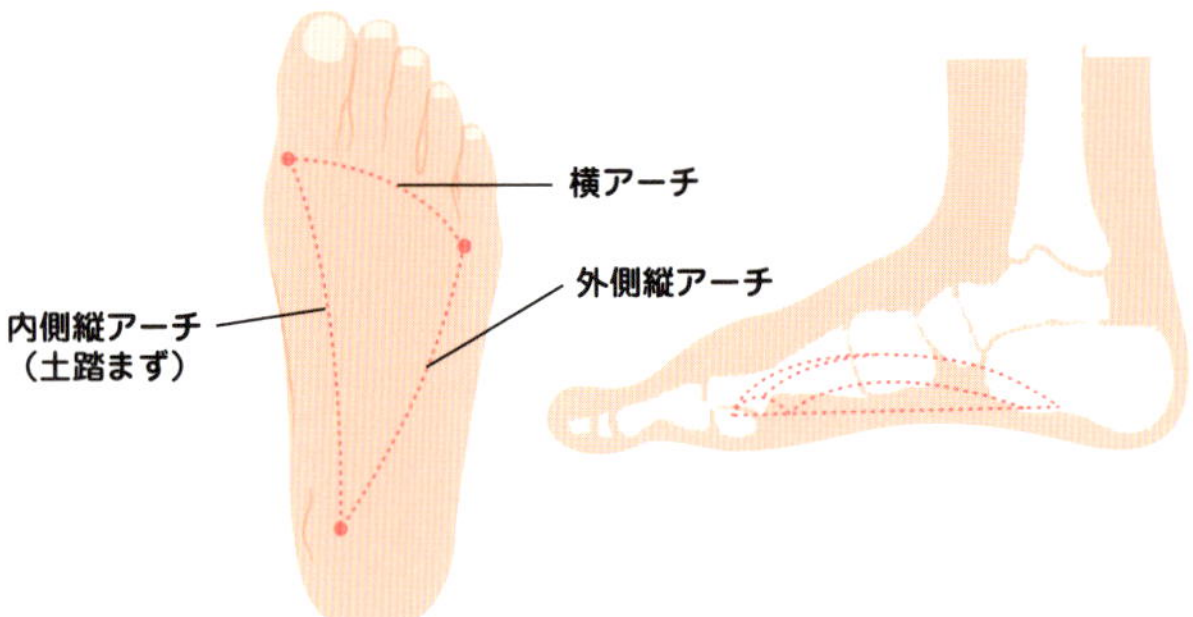
横アーチ
外側縦アーチ
内側縦アーチ
（土踏まず）

Q
O脚は生まれつきの骨格のせい？

A　生まれつきの骨格が原因である場合ももちろんありますが、多くの場合、O脚の原因は実は骨盤にあります。骨盤が開いてしまっているために、股関節《こかんせつ》が外に向いてしまい、それを補正するために膝が曲がってしまうのです。逆に骨盤が閉じすぎてしまって、股関節《こかんせつ》が内側を向いてしまっている場合はX脚になります。カイロプラクティックでO脚やX脚を矯正する場合は、膝の関節のゆがみを矯正するだけではなく、骨盤の開きを矯正します。

O脚やX脚のままで長年いると、足の筋肉もその形に合わせてついてしまうので、あたかも生まれつきの骨格のように見えてしまうのですが、骨盤のゆがみを戻し、膝の関節のゆがみを戻し、足の内側と外側の筋肉のバランスを少しずつ戻していけば、O脚もX脚も、まっすぐな美脚に近づけていくことができます。

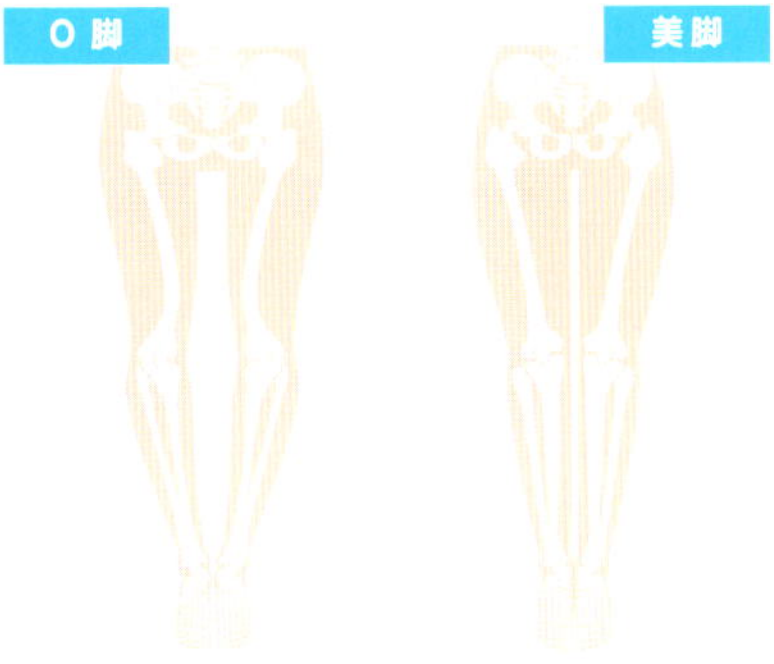

Q 体重が落ちてもおなかが凹まないのはなぜ？

A　体重は落ちているのに、体形的な見栄えが良くならないという場合、やわらかすぎるベッドで寝ているために背骨のS字カーブがなくなり、左図のように、骨盤がうしろに傾いてしまっている可能性があります。すると下半身と上半身をつなぐ大腰筋《だいようきん》という筋肉がたるみ、おなかがぽっこりしてしまうのです。この場合、背骨のS字カーブを矯正し、姿勢を良くするだけで、体形が見違えることがあります。

間違ったダイエットで筋肉を落としてしまった場合、筋肉が減った分だけ体重は減りますが、体形としてはさらに格好が悪くなります。

ちなみに脂肪とセルライトは別物です。脂肪は燃焼して小さくなりますが、セルライトは脂肪細胞のまわりにつく老廃物の塊なので、一度ついたらなかなか小さくできません。セルライトをためないためには、日ごろから筋肉をよく動かして、老廃物を押し流すリンパの流れを良くするしかありません。

Q バストが垂れてきたのは年のせい？

A もちろん加齢によってバストが垂れてくるということはありますが、姿勢の悪さがさらにバストをかっこ悪く見せてしまっている場合もあります。

体重が増えているわけではないのに、おなかがぽっこりと出っ張り、その上にハリのないバストが乗っているみたいな状態の場合、背骨のS字カーブを取り戻し姿勢を良くするだけで、おなかがへこみ、バストの位置も高くなる場合があります。特にバストアップに関しては、胸を開くことが重要です。胸が開くと肩からつながっている胸の筋肉が力を発揮し、バストを持ち上げてくれます。

〈背骨と骨盤のゆがみと美容の関係〉

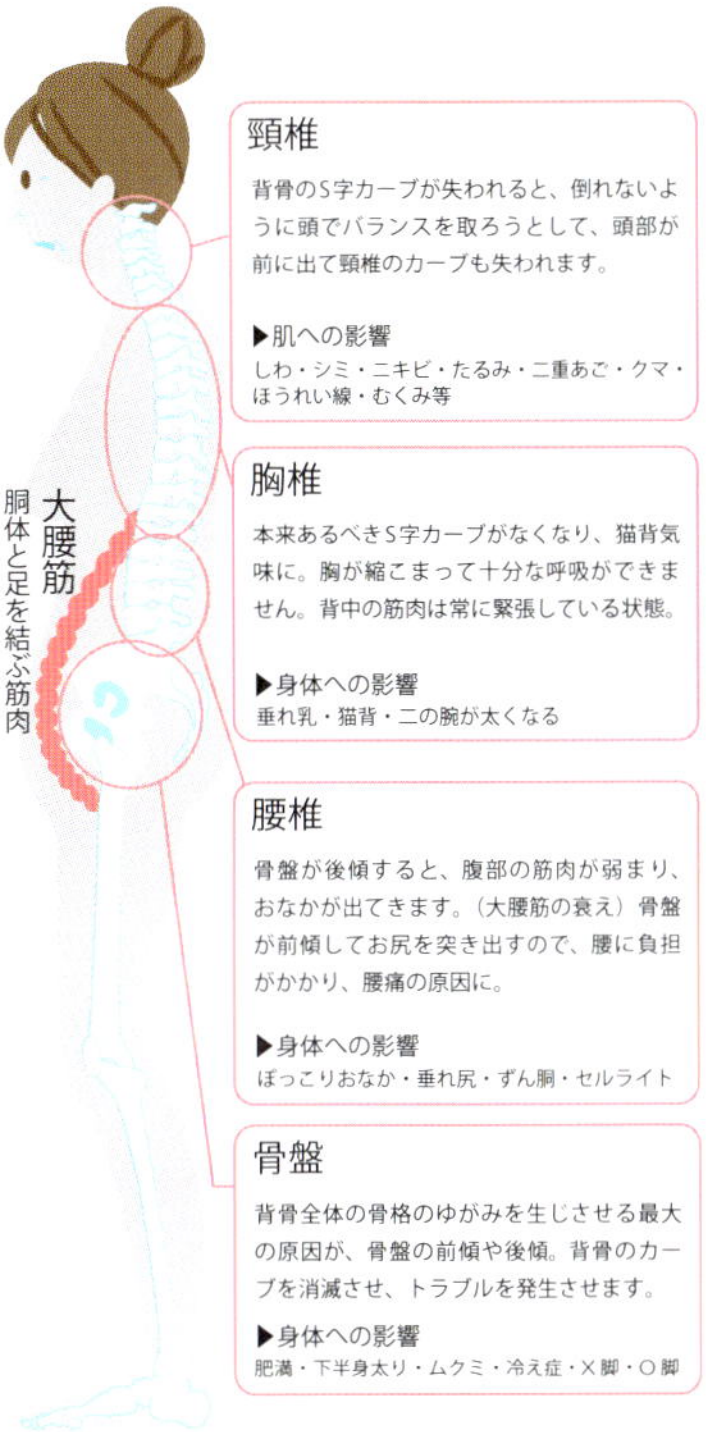
頸椎
背骨のS字カーブが失われると、倒れないように頭でバランスを取ろうとして、頭部が前に出て頸椎のカーブも失われます。
▶肌への影響
しわ・シミ・ニキビ・たるみ・二重あご・クマ・ほうれい線・むくみ等
胸椎
本来あるべきS字カーブがなくなり、猫背気味に。胸が縮こまって十分な呼吸ができません。背中の筋肉は常に緊張している状態。
▶身体への影響
垂れ乳・猫背・二の腕が太くなる
腰椎
骨盤が後傾すると、腹部の筋肉が弱まり、おなかが出てきます。（大腰筋の衰え）骨盤が前傾してお尻を突き出すので、腰に負担がかかり、腰痛の原因に。
▶身体への影響
ぽっこりおなか・垂れ尻・ずん胴・セルライト
骨盤
背骨全体の骨格のゆがみを生じさせる最大の原因が、骨盤の前傾や後傾。背骨のカーブを消滅させ、トラブルを発生させます。
▶身体への影響
肥満・下半身太り・ムクミ・冷え症・X脚・O脚
大腰筋
胴体と足を結ぶ筋肉

Q どうして出産すると体形が崩れるの？

A　出産や育児を経験する中で体形が崩れたと感じている女性も多いようですが、実は出産によって開いた骨盤がそのままであったり、抱っこの負担で骨盤がゆがんでしまったために背骨もゆがみ、そのせいで体形が崩れてしまったように見えているだけの場合も多くあります。

ただしそのままの状態で放置しておくと、ゆがんだ形で筋肉がついてしまったり、脂肪が偏ってついてしまったりして、元に戻しにくくなります。

出産後はホルモンバランスのせいで骨盤がゆるんでいます。その状態で赤ちゃんを長時間抱っこしたり、赤ちゃんと添い寝するために不自然な姿勢で寝るクセがついてしまうと、骨盤は大きくゆがみます。産後こそ意識して、頻繁に骨盤を締めなおすことが重要です。自宅で骨盤のゆがみを戻す体操をするだけでも大きな効果が期待できます。

Q

体重は増えてないのに二重あごに見えるのはなぜ？

A　姿勢が悪くなり、肩が上がってくると、胸から首にかけての筋肉が硬直しやすくなり、首のリンパの流れが悪くなります。すると首まわりに老廃物がたまり、首が太く短く見えたり、二重あごに見えたりすることがあります。

　また同様に、肩や首の筋肉の動きが悪くなると、その影響で、頭部や顔面の筋肉の動きも悪くなります。すると顔面にも老廃物がたまるようになります。それで顔の表面がたわんでみえたり、しわが目立つようになったりします。しかも顔面の筋肉は表情をつくる筋肉です。それが固くなると、表情まで硬くなります。老廃物がたまり、しわやたるみが増え、表情が硬くなると、いわゆる仏頂面《ぶっちょうづら》のような顔になってしまいます。「年をとると面《つら》の皮が厚くなる」とは、もともとこういう状態を表現しているのかもしれませんね。

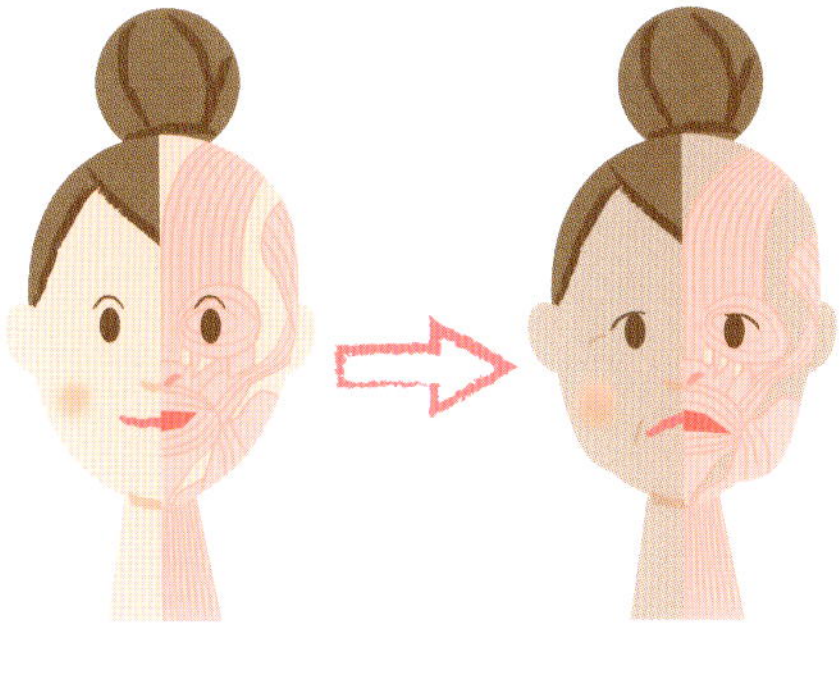

Q

肌荒れがなおらないのは体質のせい？

A　肌、つまり皮膚は、人間の体の中で最も大きな独立した臓器です。皮膚がその力を最も発揮するためには、ホルモン・自律神経・免疫機能の3つの要素が正常に機能していなければならないといわれています。

睡眠不足がこれらの機能を著しく低下させることはよく知られていますが、そのほかにも、背骨のゆがみがこれらの機能を低下させる原因になることがあります。骨のゆがみが肌荒れの原因になっていることもあるのです。

骨を整え、良質な睡眠をとり、ホルモン・自律神経・免疫機能を整えたら、同時に、コラーゲン、エラスチン、ヒアルロン酸など、健康な皮膚に必要な栄養素を多く含んだ食品をとるとさらに効果的です。

逆に言えば、肌の状態が悪いのは、ホルモン・自律神経・免疫機能の働きが低下しているサインです。皮膚だけでなく、内臓も調子を悪くしている可能性がありますから、十分に注意しましょう。

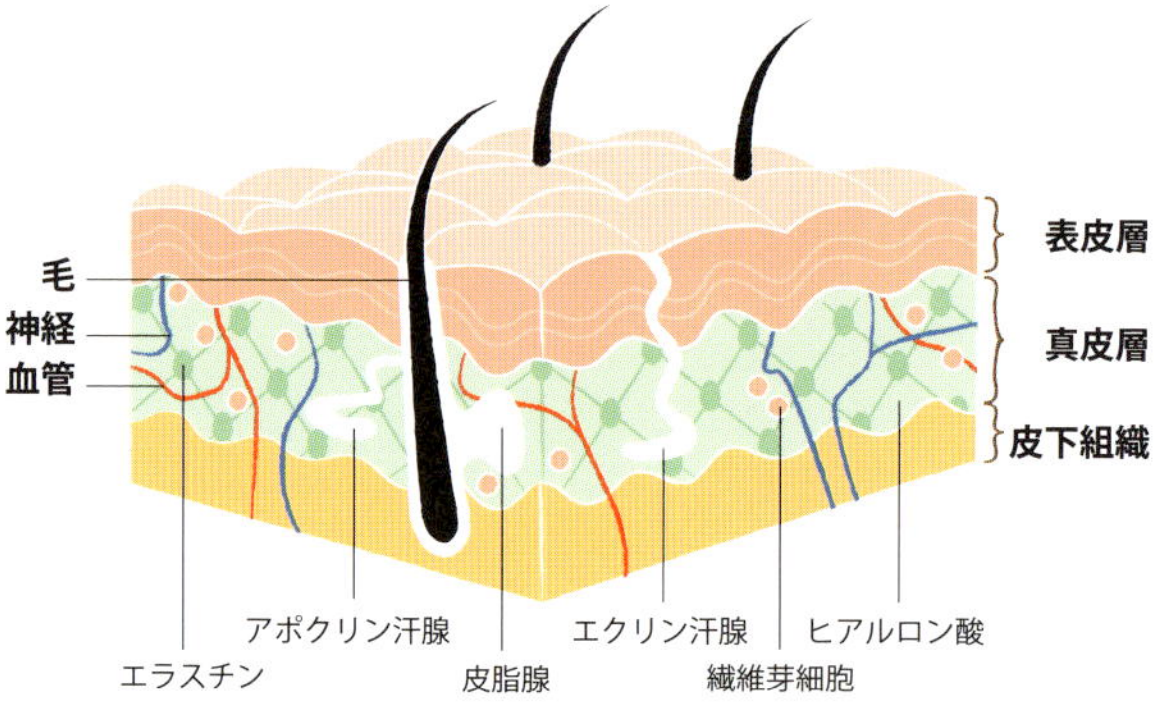

表皮層
真皮層
皮下組織
毛
神経
血管
アポクリン汗腺
エクリン汗腺
ヒアルロン酸
エラスチン
皮脂腺
繊維芽細胞

Q 温めても冷え性が良くならないのはなぜ？

Ａ　手足の指先がある程度冷たいのは正常なことで、冷え性ではありません。本当の冷え性は、体全体が低体温になってしまい、体温調整ができないことを言います。

その原因は主に自律神経の不調です。自律神経が良くないということは、内臓の働きも悪いと想像できます。内臓の働きが悪いと、内臓のまわりに脂肪がつきやすい。いわゆる内臓脂肪というやつです。内臓脂肪がたまってくると、さらに内臓の血行が悪くなり、悪循環に陥ります。そして、自律神経が不調になる原因のひとつに背骨のゆがみがあります。自律神経は、脳から背骨を伝って全身に張り巡らされていますが、背骨がゆがむと、自律神経の情報伝達がうまくいかなくなることがあるのです。

夏や冬の体温調整が苦手で、内臓脂肪をため込んでしまっている。そのような症状に心当たりのある人は、一度、背骨のゆがみによる自律神経の不調を疑ってみてもいいでしょう。

〈背骨のゆがみと病気の関係〉

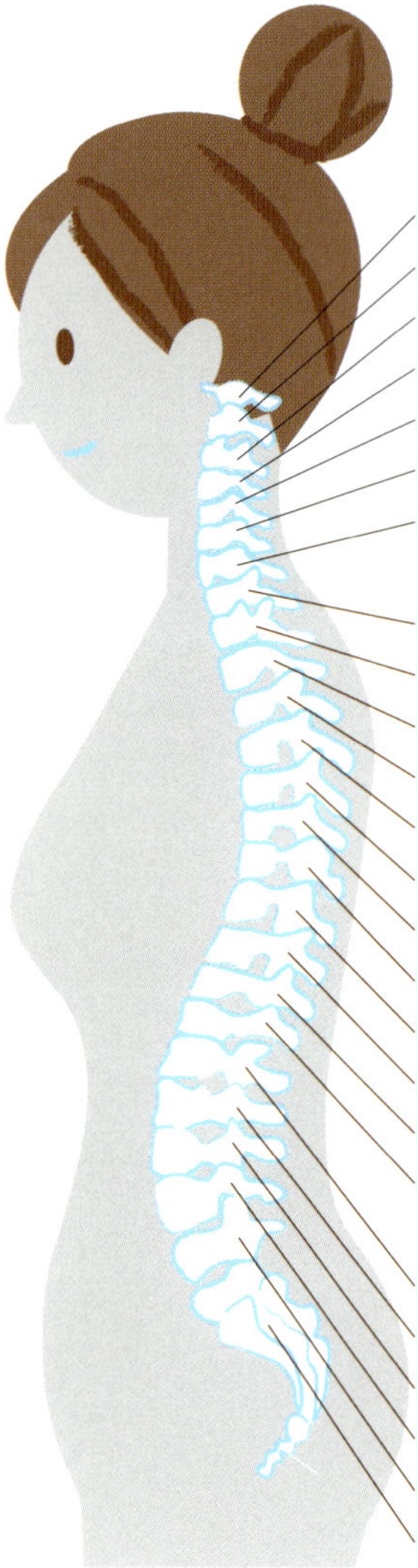

第1頸椎　神経衰弱・ヒステリー・不眠症・神経疾患・半身不随・めまい
第2頸椎　頭痛・斜頸・ムチ打ち症・尿毒症
第3頸椎　難聴・鼻疾患・眼疾患・肩コリ
第4頸椎　三叉神経痛・弱視・胃ケイレン・歯疾患・耳疾患・扁桃腺炎ほか
第5頸椎　ムチ打ち症・気管支喘息・喉頭疾患
第6頸椎　甲状腺腫・喘息・バセドウ氏病
第7頸椎　動脈硬化・ムチ打ち症・胃痛・気管支炎・心臓病一般・上肢疾患

第1胸椎　胸筋・頭部疾患・血圧亢進症・心臓内膜炎、外膜炎・肺気腫
第2胸椎　心臓病一般・動脈硬化・乳汁欠乏
第3胸椎　肺結核・肺炎・肋膜炎・一時性窒息
第4胸椎　肝臓疾患・胃酸過多、欠乏症・糖尿病・黄疸・肩コリ
第5胸椎　胃病一般・下痢・悪寒・膵臓炎
第6胸椎　胃疾患・血栓・腎臓病一般・肋間神経痛・消化不良
第7胸椎　胃疾患・胃潰瘍・食欲不振
第8胸椎　肝臓病一般・糖尿病・消化不良
第9胸椎　小児マヒ・下肢麻痺・胆石・運動不足による内臓疾患
第10胸椎　腎臓病一般・リューマチ・貧血
第11胸椎　心臓弁膜狭窄症・糖尿病・充血
第12胸椎　尿失禁・下痢・熱性病・こしけ

第1腰椎　胃腸病一般・便秘・神経性疲労
第2腰椎　皮膚炎・貧血・不妊症・肝臓疾患
第3腰椎　卵巣疾患・月経閉止・子宮病一般・生殖器疾患・尿道炎
第4腰椎　便秘・腰痛・坐骨神経痛・膝関節疾患・痔疾・歩行困難症
第5腰椎　痔疾・リューマチ・局所マヒ・足腰の冷え・直腸出血・子宮疾患
仙骨・尾骨　膀胱、直腸、生殖器疾患・坐骨神経痛・神経性疾患

検査

第4章 自宅でできるゆがみチェック10

※ゆがみチェックの方法は、全健会の動画サイト（zenkenkai.tv）でも見ることができます。
誌面では動きのわかりにくいところに関しては、動画をチェックしてみてください。

お話を聞いた先生

野辺 武先生

施術歴29年。茨城県で「野辺施術院」を運営。全国健康生活普及会優秀A級カイロプラクター、米国カイロプラクティック医師学会会員、日本カイロプラクティック連合会名誉講師。アメリカのテキサスカイロプラクティック大学での研修も修了。

家族とできるゆがみのチェック

おおた　人間は毎日ゆがむということですが、ハリやコリ、痛みが出る前に、ゆがみを自覚することはできないのでしょうか。

先生　それはいい心がけですね。たとえば、自分の靴のかかとを見てください。片方のかかとだけ大きくすり減っていたら、足の左右の長さが違う状態でずっと歩いていたということです。

おおた　足の長さが変わるんですか？

先生　実際には足の長さが変わるのではなくて、左右の骨盤の高さが変わって、それに引っ張られる形で、左右の足の長さが違って見えるだけです。要するに、骨盤がゆがんでいるということです。

おおた　写真館で証明写真を撮るときにいつも、「あごをもうちょっと右に傾けてください」と言われます。もしかして、これもゆがみ？

先生　そうですね。おおたさんの首は、ちょっと左にずれています。

おおた　えー！　ショック。

先生　首の上のほうにゆがみがあります。ここが悪いと寝つきが悪くなったりします。

おおた　たしかに寝つきが悪いんです。もうずっと昔からですけど。もっと早くゆがみを自覚する方法はないんですか？

先生　姿見で自分の全身を見てみるだけでもゆがみに気づけることはあります。もうちょっとちゃんとチェックしたいなら、誰かパートナーを見つけるといいでしょう。比較的簡単な方法で、たとえば家族同士でお互いの体のゆがみを検査することができます。ちょっと背中を向けてもらっていいですか？

おおた　こうですか？

先生　こうやって肩の出っ張りの高さを比べれば、背骨のゆがみに気づくことができます。おおたさんの場合は右肩が上がっています。実際に背骨のどこがどんなふうにゆがんでいるのかは、プロのカイロプラクターでないと見極めることはできませんが、何かがおかしいことには、家族同士でも気づくことができると思います。

おおた　ゆがんでいると聞いたら、それだけでなんだかむずむずしてきました。

01

〔背骨〕

背骨のS字カーブ

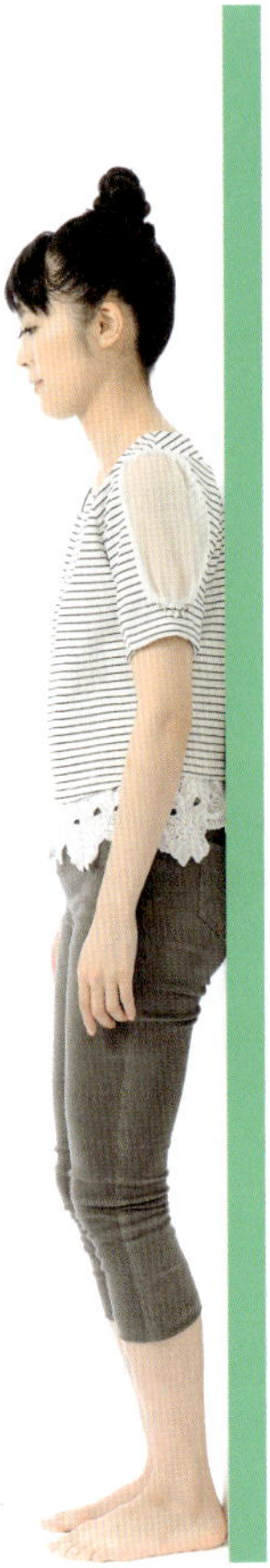

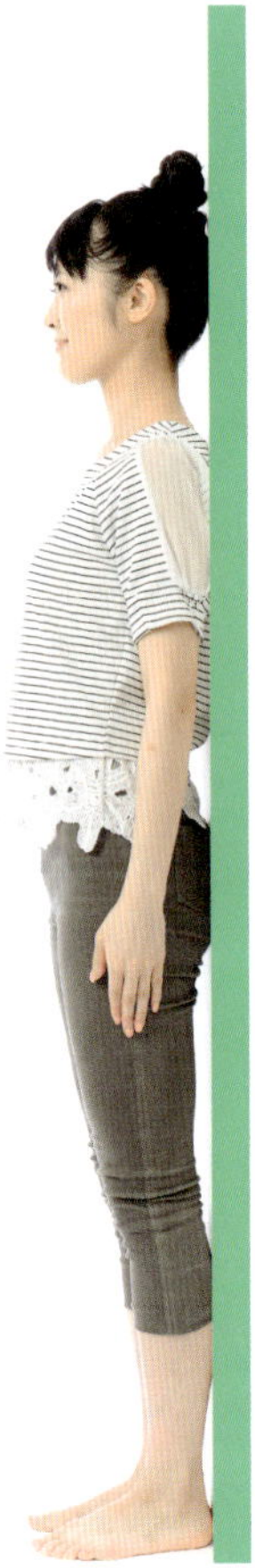

Bad

壁を意識せず楽な姿勢をとったとき、頭が壁から離れてしまったり、ウエストが壁についてしまったり、理想の姿勢から崩れてしまうとしたら、背骨のS字カーブにゆがみがあると考えられます。

Good

背筋を伸ばして壁際に立ち、かかと、お尻、背中、頭を壁につけます。ウエストと、首の部分に、それぞれ壁とのすきまができるのが正しい姿勢。背骨が正しくS字カーブを描いている証拠です。

Check!

・横から写真で撮ってもらうと自分の姿勢がわかりやすい

02 〔肩〕 肩の高さ

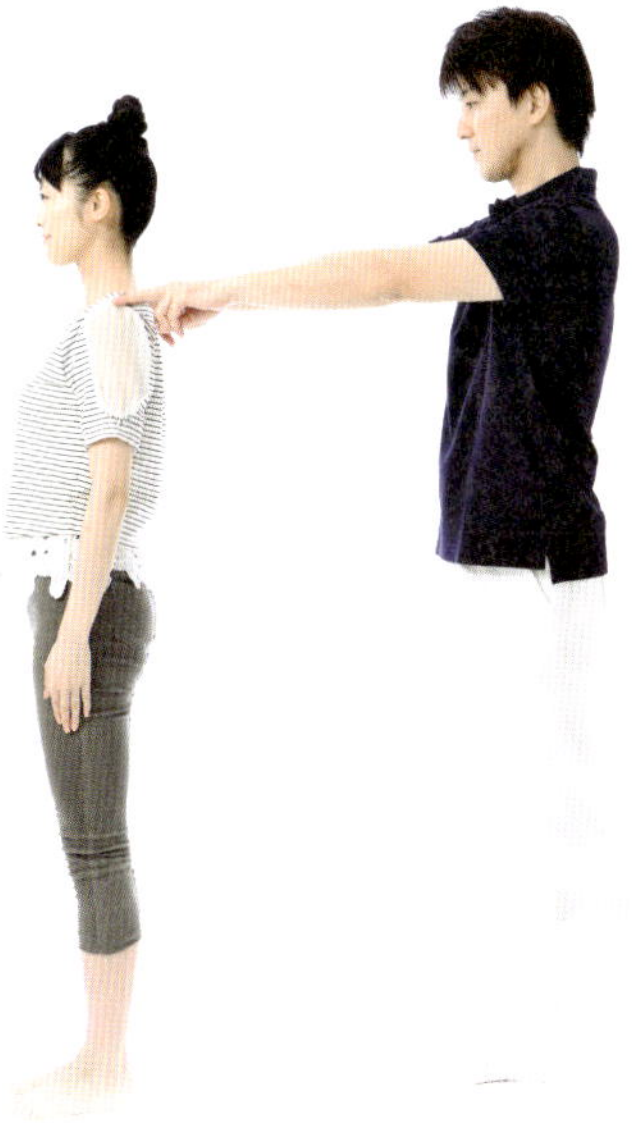

1

背後から、左右それぞれの肩の関節の内側、ちょっと出っ張っている骨を中指と人差し指で押さえます。

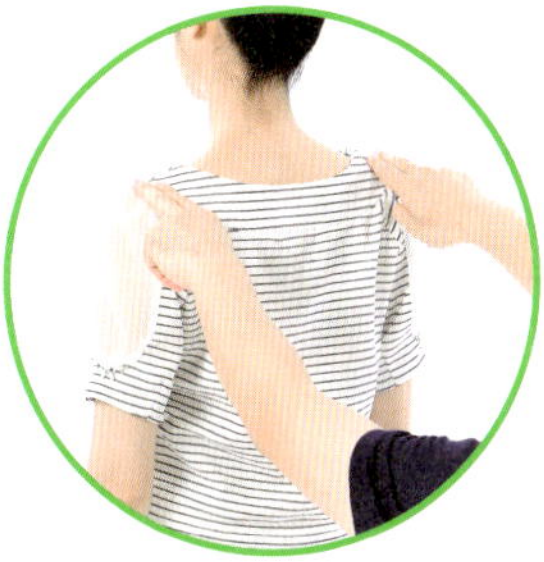

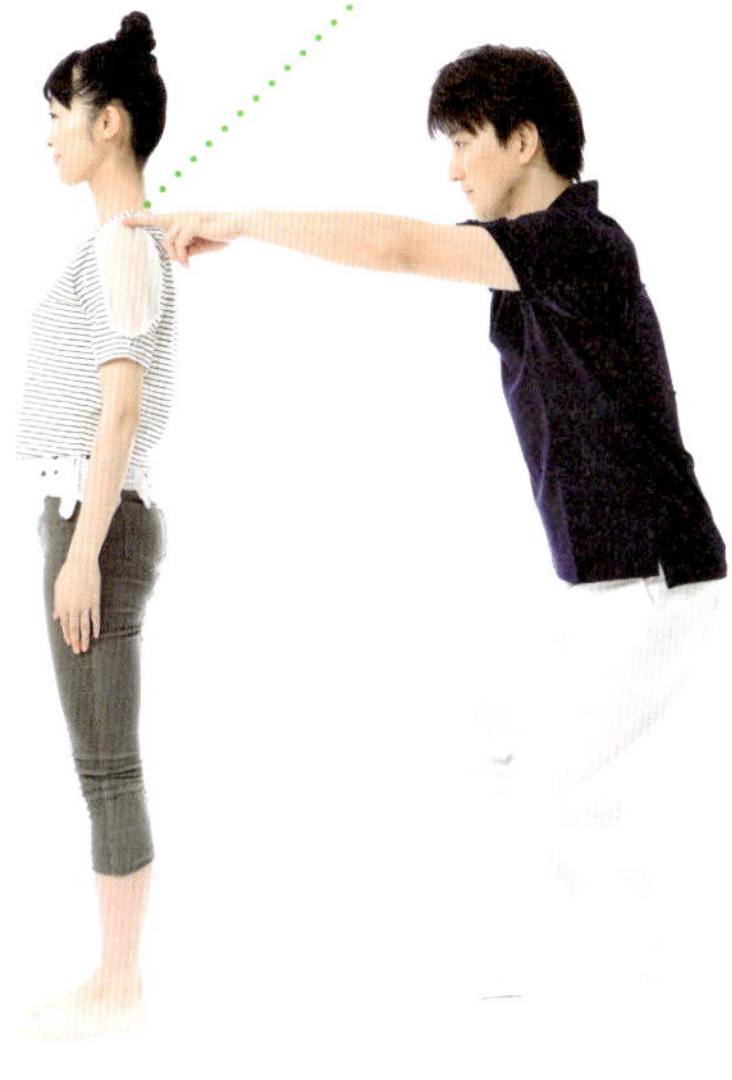

2

左右の指の高さに目線の高さを合わせるようにしゃがみます。写真では右の肩のほうが少し高いようです。

Check!

・見ている人は頭をまっすぐにして左右の目線を水平に保つ

03

〔肩〕

肩甲骨の高さ

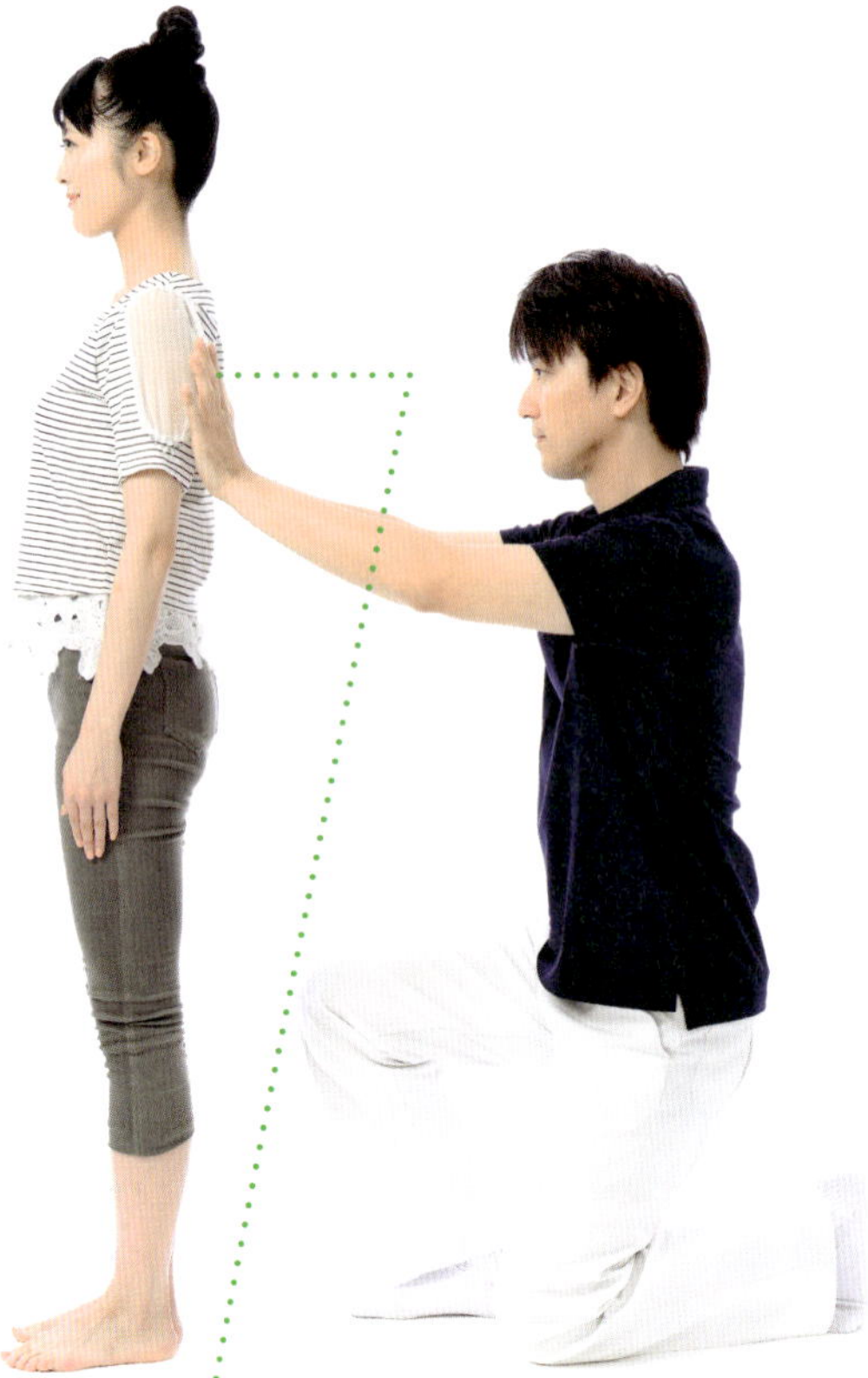

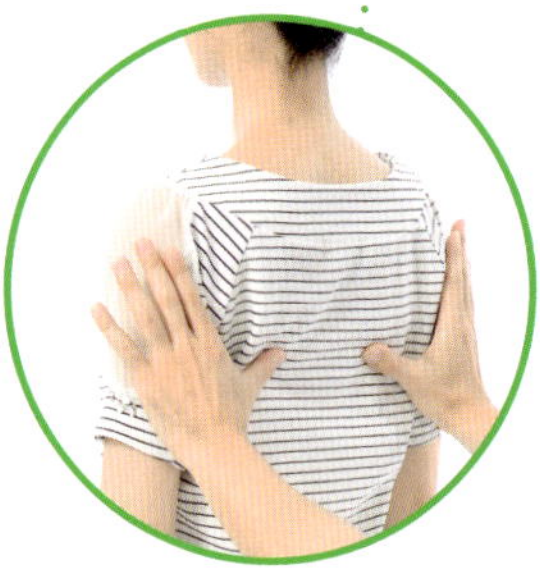

背後から、肩甲骨の形をなぞるように親指を動かして、肩甲骨の下端で止めます。写真では右の肩甲骨のほうが少し高いようです。

Check!

・見ている人は頭をまっすぐにして左右の目線を水平に保つ

04
〔腰〕骨盤の高さ

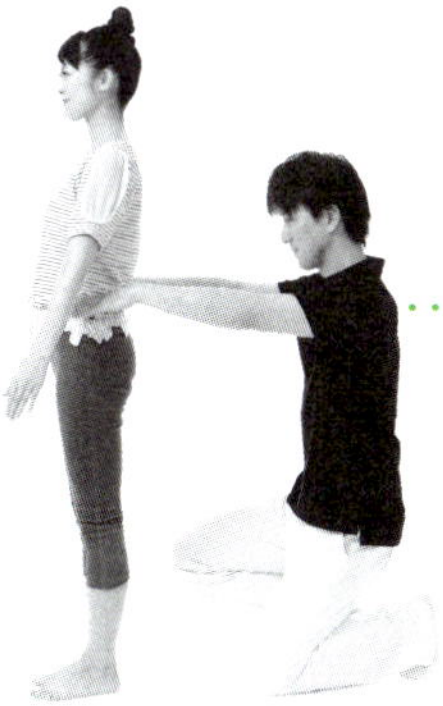

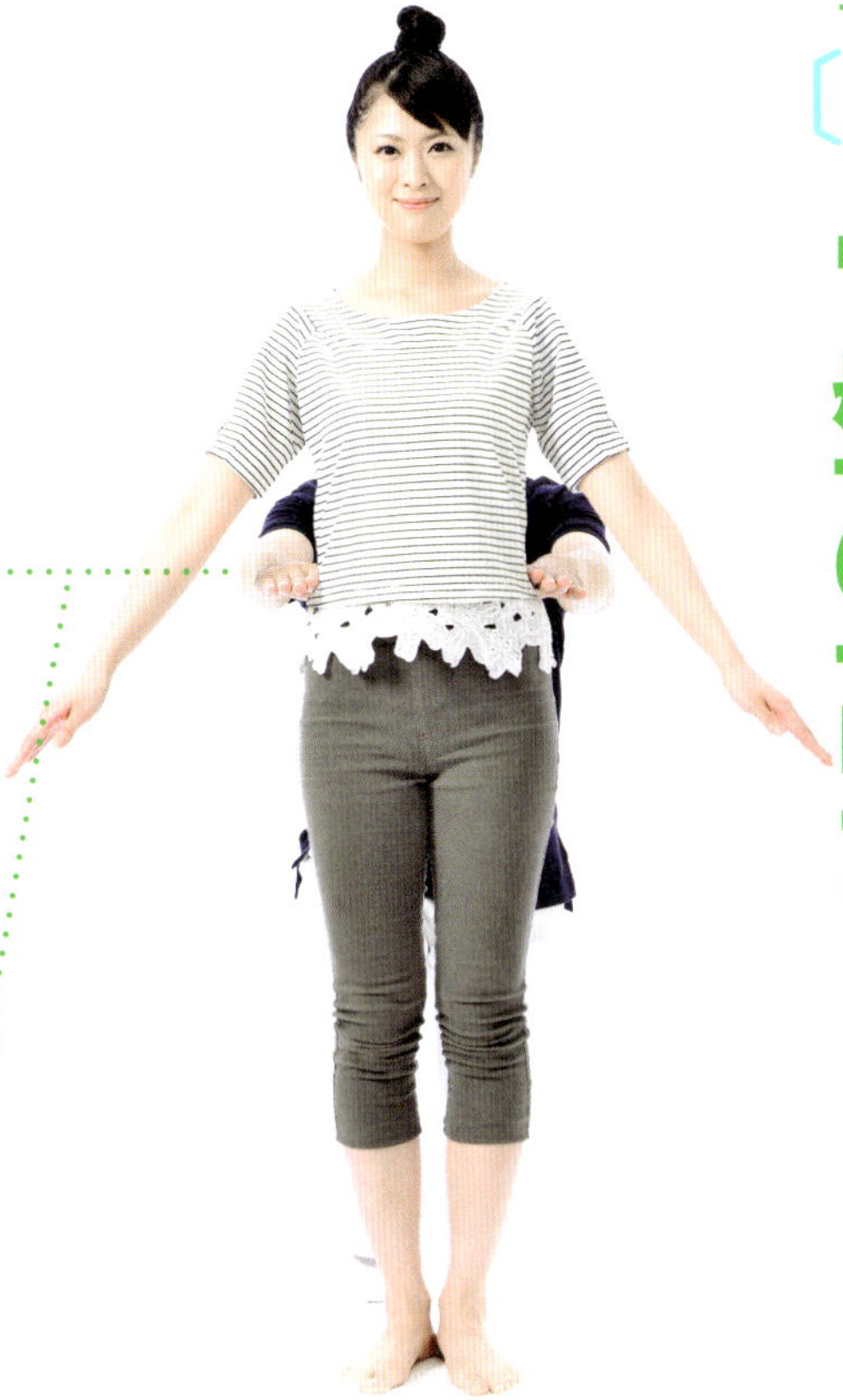

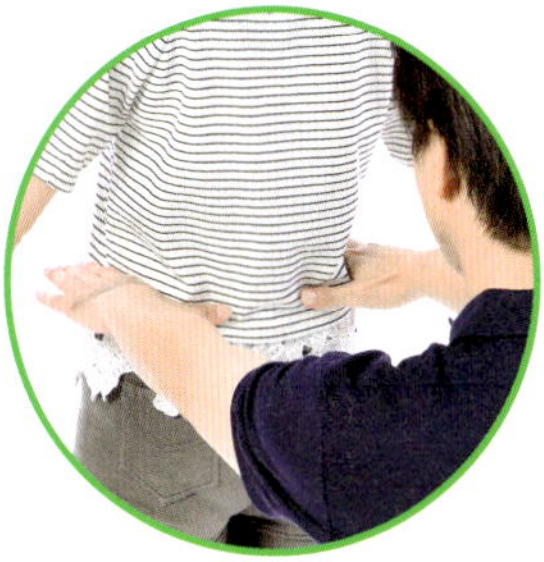

肋骨の下、ウエストのあたりを左右からはさみます。そこから指を下げていき、腰骨に当たるところで止めます。写真では右の腰骨のほうが少し高いようです。

Check!

・見ている人は頭をまっすぐにして左右の目線を水平に保つ

05

〔腰〕前後への倒しやすさ

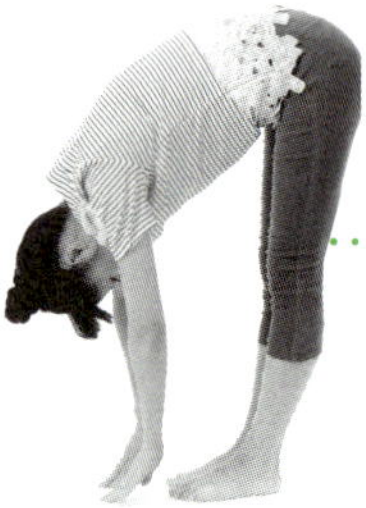

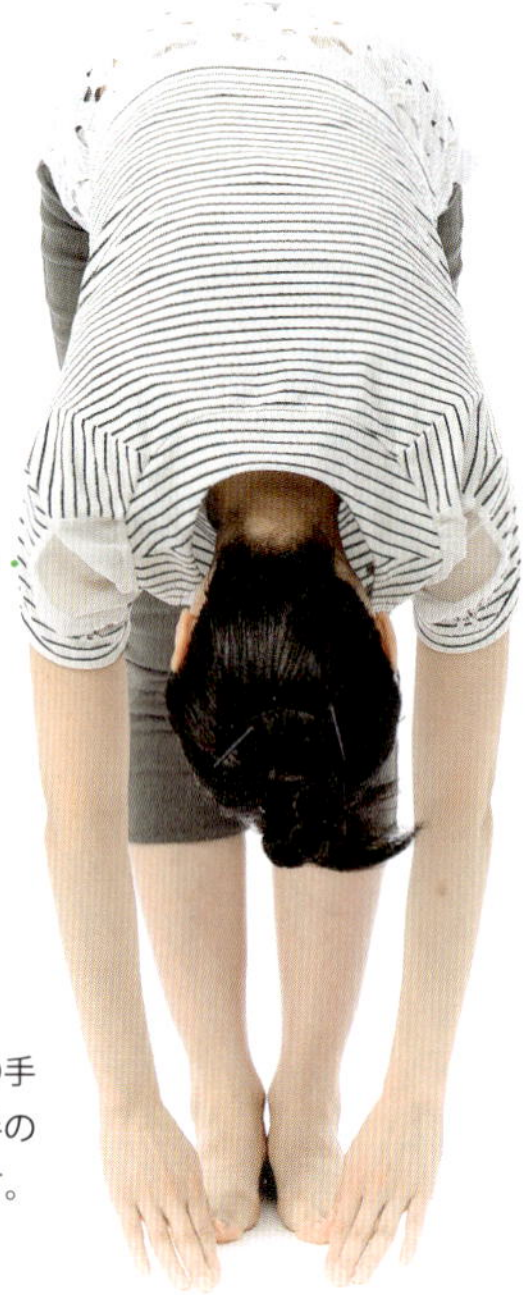

1

立った状態から前屈し、左右の手がどこまで下がるか、左右の手の高さに差がないかを確認します。

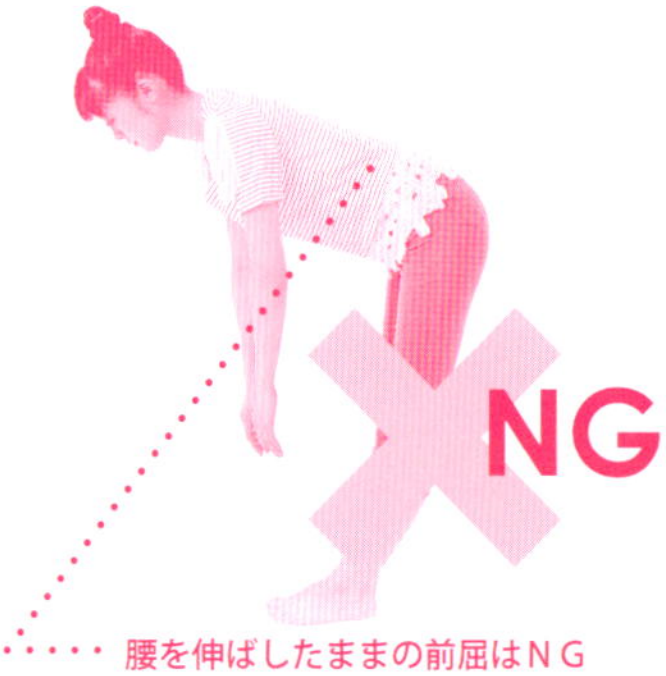

腰を伸ばしたままの前屈はＮＧ

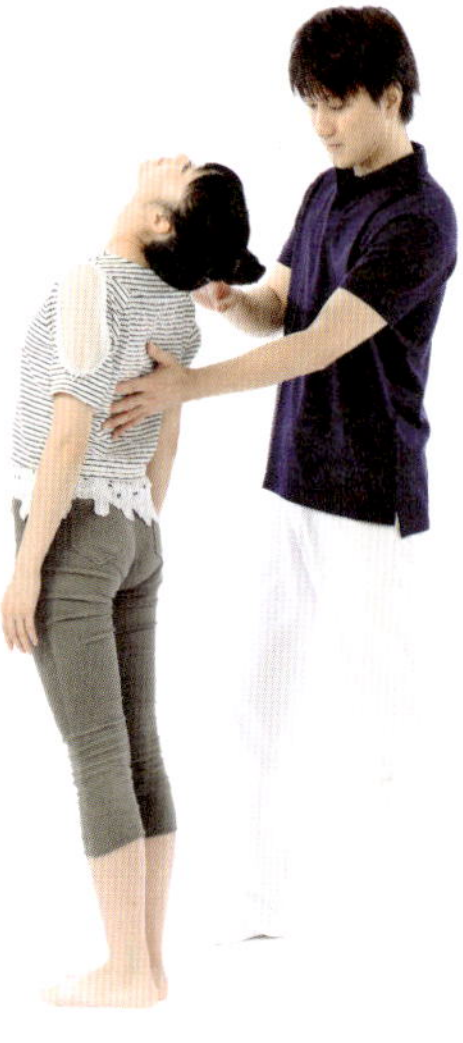

2

腰をうしろに反らせます。うしろに倒れないように、パートナーが軽く背中を支えます。どこまで反るかを確認します。

Check!

- 息を吐きながら前屈する
- 首を伸ばして腰を反る。息を止めない
- 腰痛のある人は無理をしない

06

〔腰〕左右への倒しやすさ

1

気をつけの姿勢で、背筋を伸ばし、まっすぐ前を見ます。両手をズボンの左右の縫い目に合わせます。左右の中指の先を、ズボンの縫い目から離さないようにして、体を左右真横にいけるところまで倒します。倒したほうの中指の先の位置を、パートナーが指で押さえておきます。

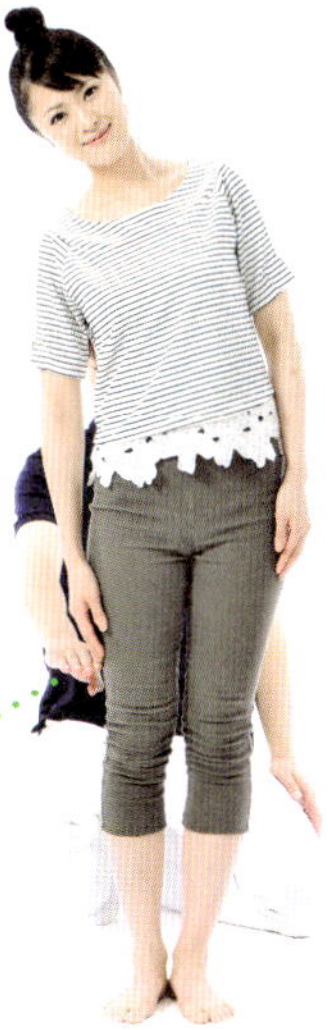

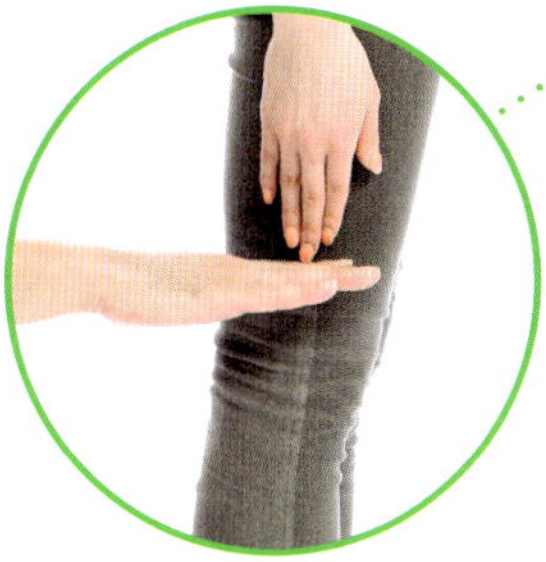

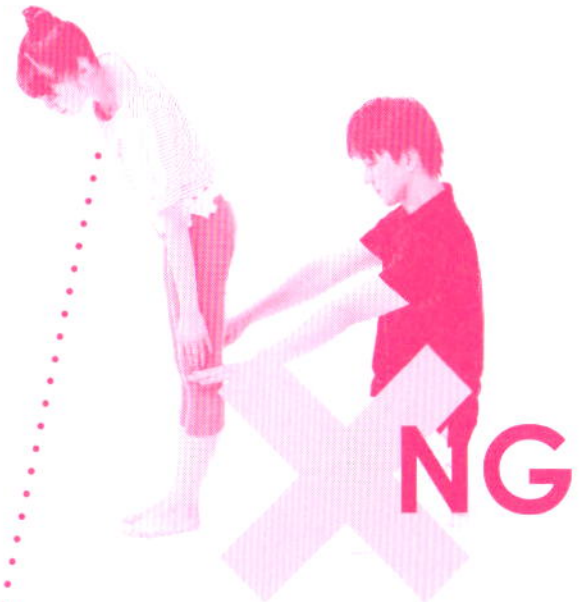

体が前傾したらＮＧ

2

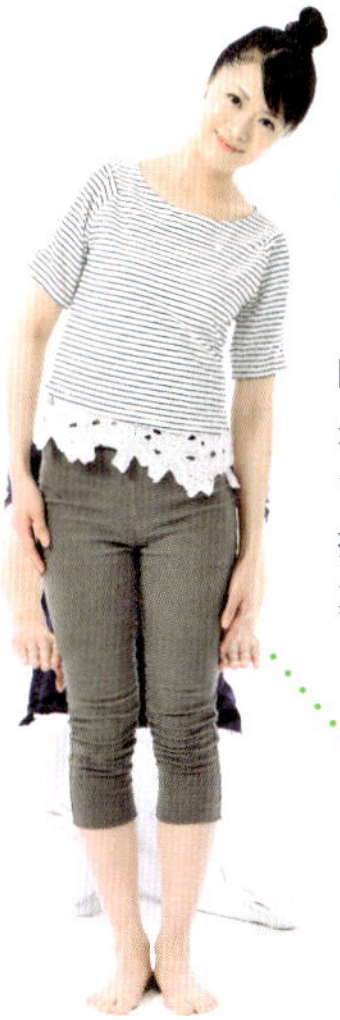

同様に、逆側に倒します。中指の先の位置をパートナーが指で押さえます。パートナーは、左右の指の高さの違いを確認します。写真では左のほうが高いようです。

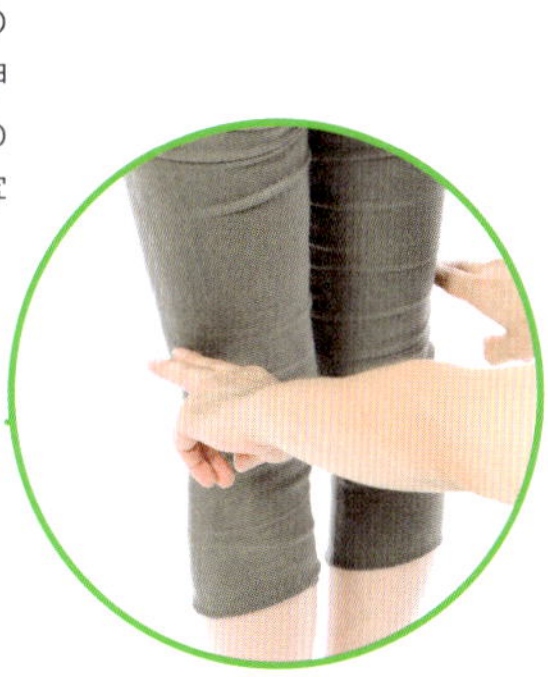

07
〔腰〕
左右のねじりやすさ

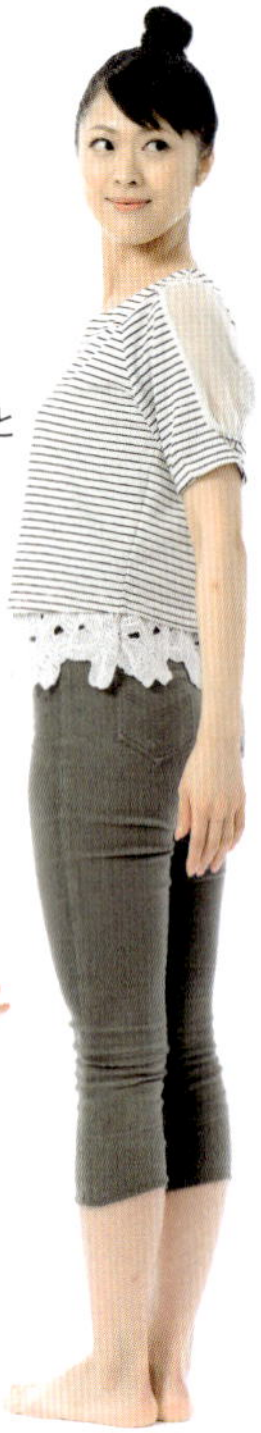

1

気をつけの姿勢から、ねじれるところまでねじります。

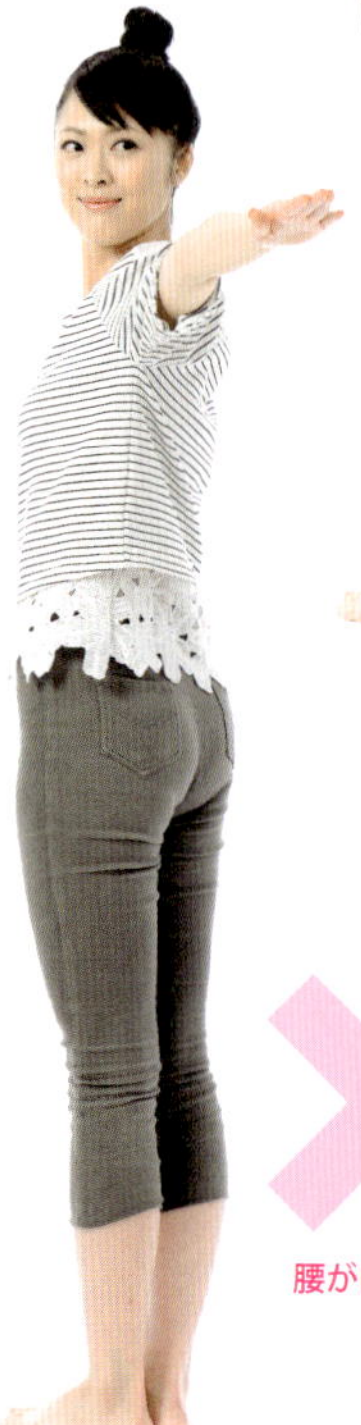

2

ねじった側の指の先と目線をそろえ、角度を覚えておきます。

3

逆側にもねじります。どこまでねじれるか、同様に角度を覚えておきます。左右どちらがねじりやすいか、比べます。

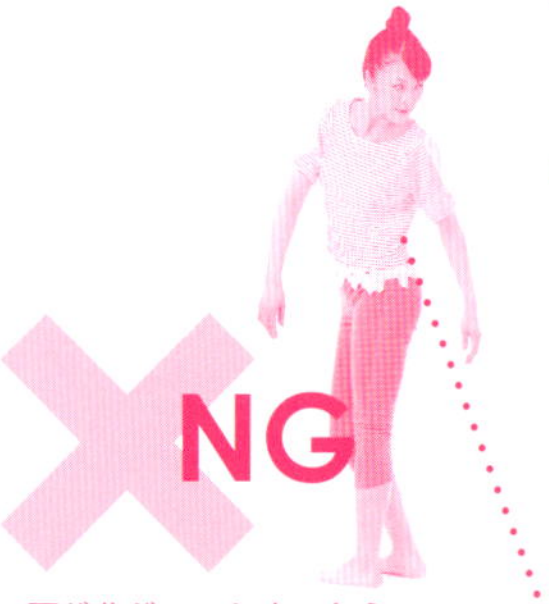

腰が曲がってしまったらＮＧ

Check!

・ねじった側の腕を時計の針だとイメージし、指の先が、何時の方向を指しているか覚えておく
・右は7時の方向までしかいかないが、左は4時と5時の間までねじれる場合、左のほうがねじりやすいということ

08

〔足〕左右の足の長さ

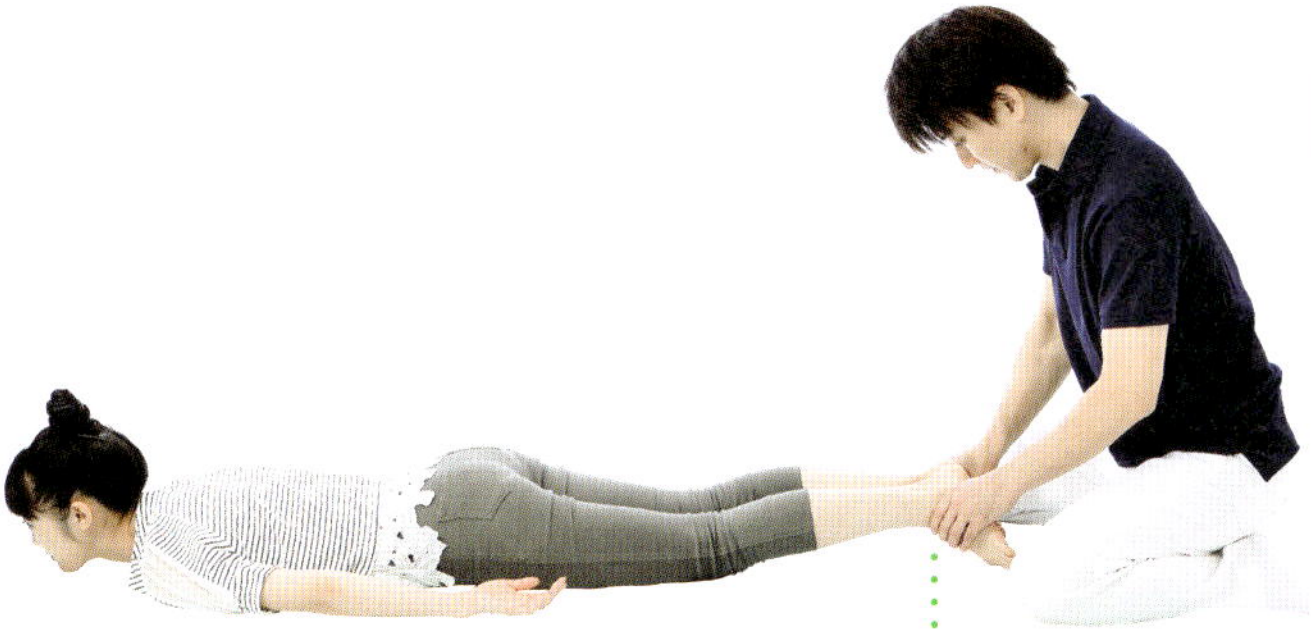

うつぶせに寝ます。顔が真正面を向くように、あごをつけます。かかとの位置の左右差を確認します。

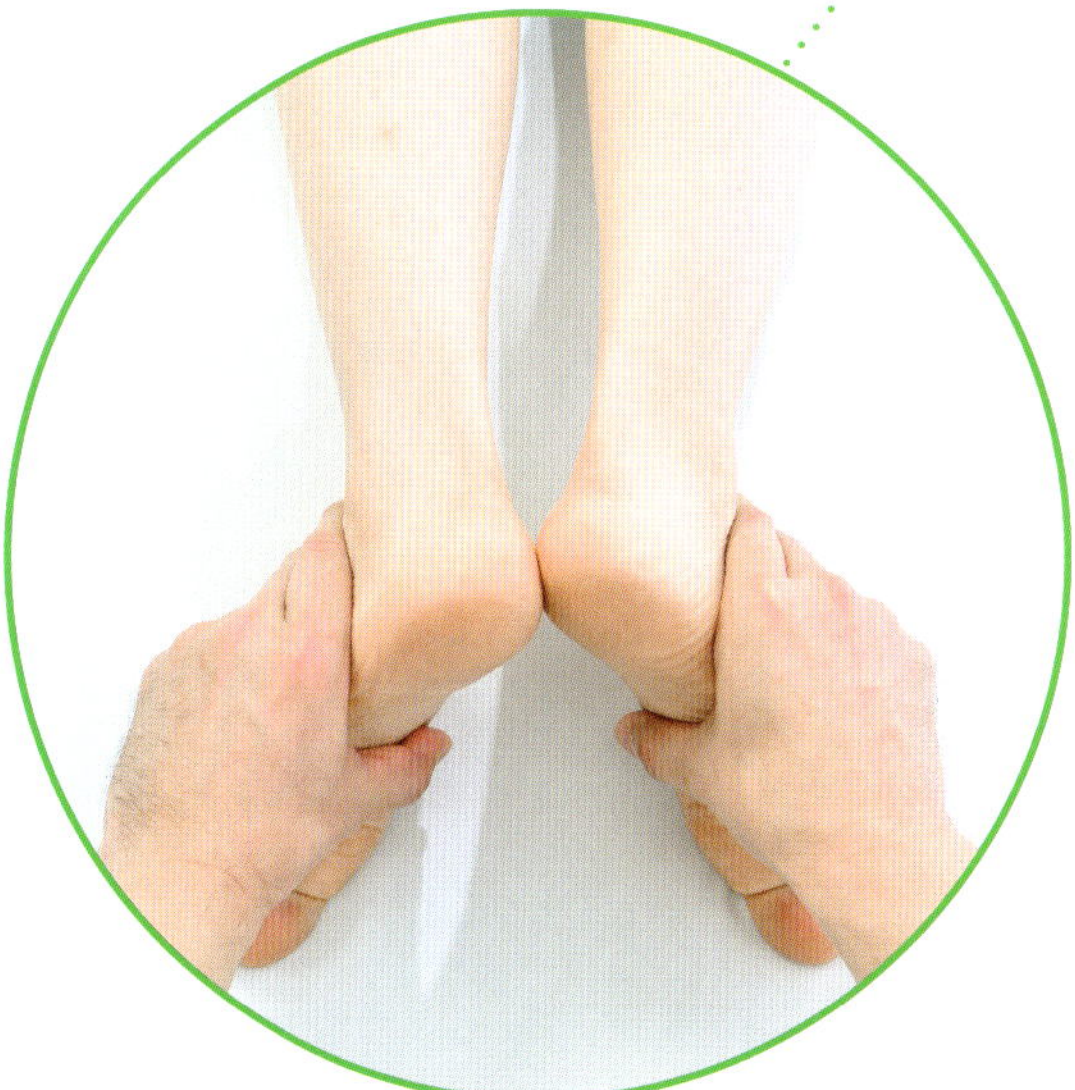

写真では左足のほうがやや長い。ということは、右の骨盤が上がっていると考えられます。

09

〔足〕膝の曲がりやすさ

1

うつぶせに寝ます。顔が真正面を向くように、あごをつけます。パートナーは左右の足首を持ちます。足首をお尻につけるように片足の膝を曲げます。

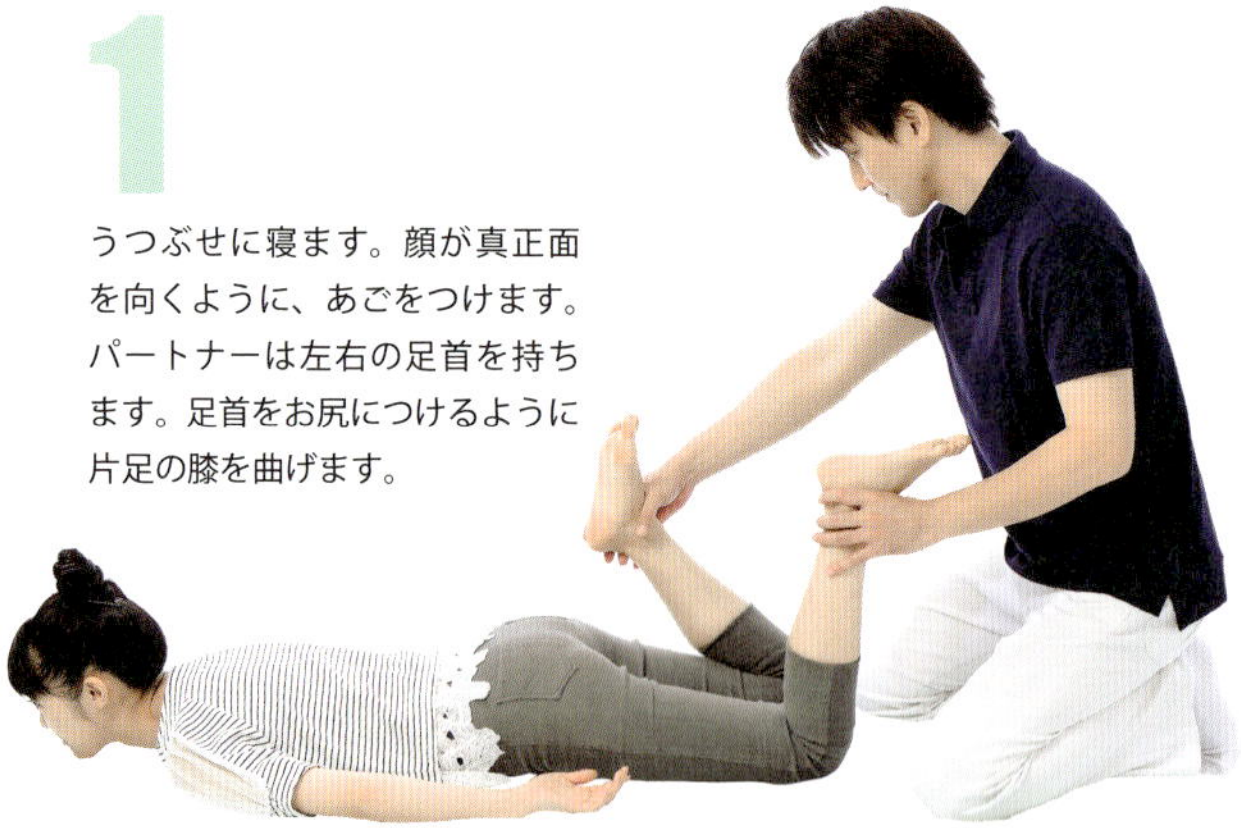

2

逆の足の膝も曲げます。膝の曲がりやすさに左右差がないか、確認します。

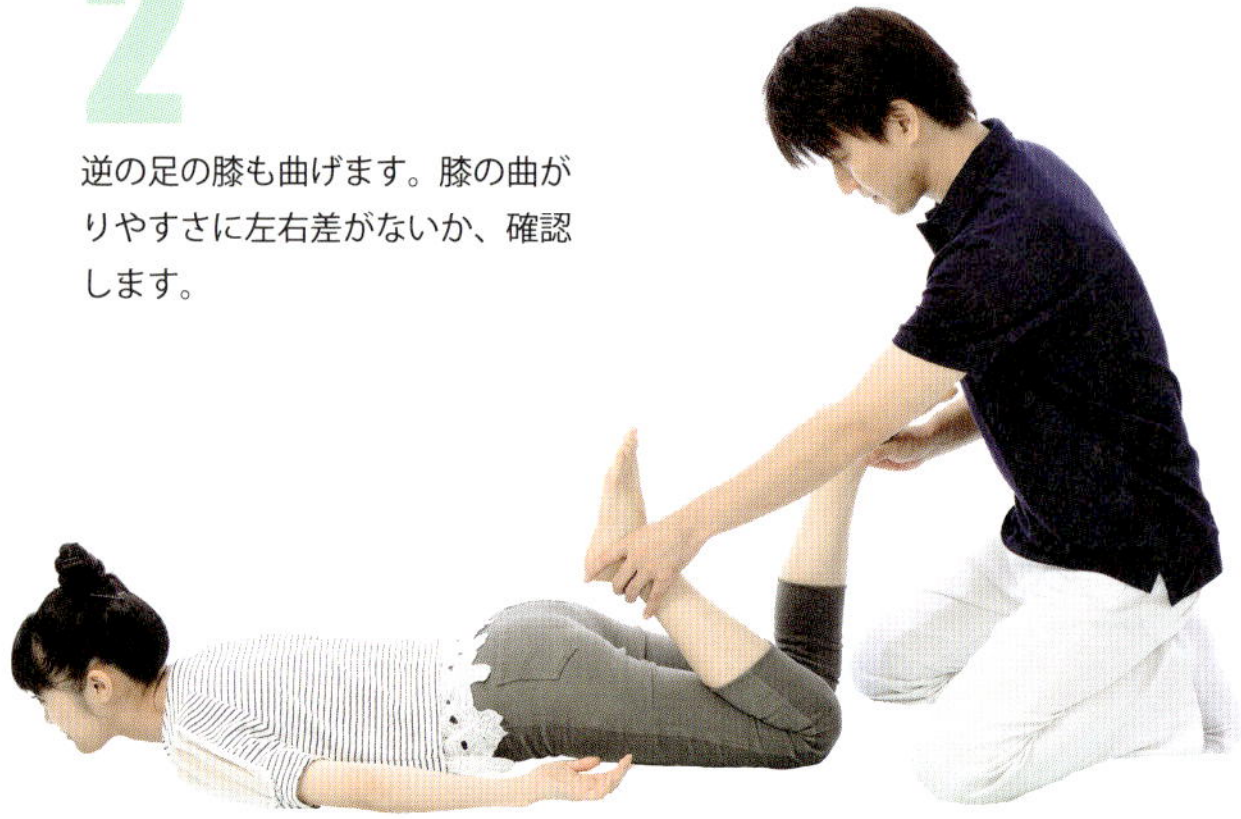

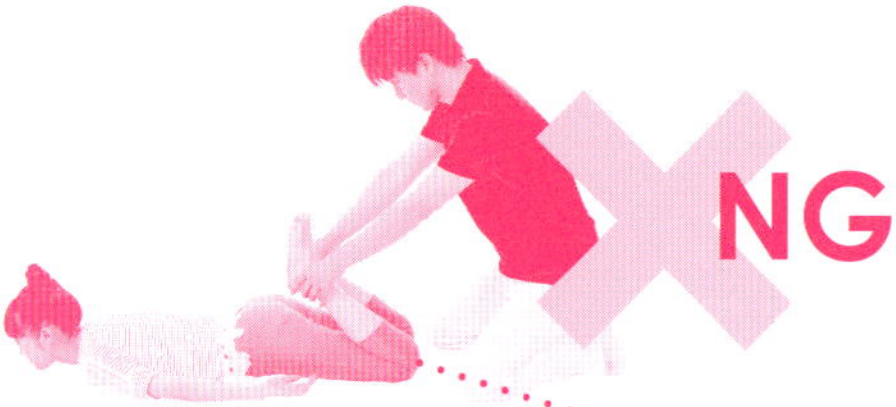

左右を同時に曲げると腰を痛める可能性があるので NG

Check!

・何度もやっていると、どちらも柔らかくなってしまうので、2～3度で左右差を見極める

10
〔肩〕腕の上がりやすさ

1
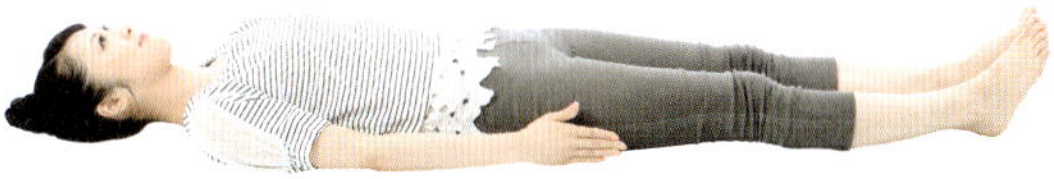
あおむけに寝ます。

2
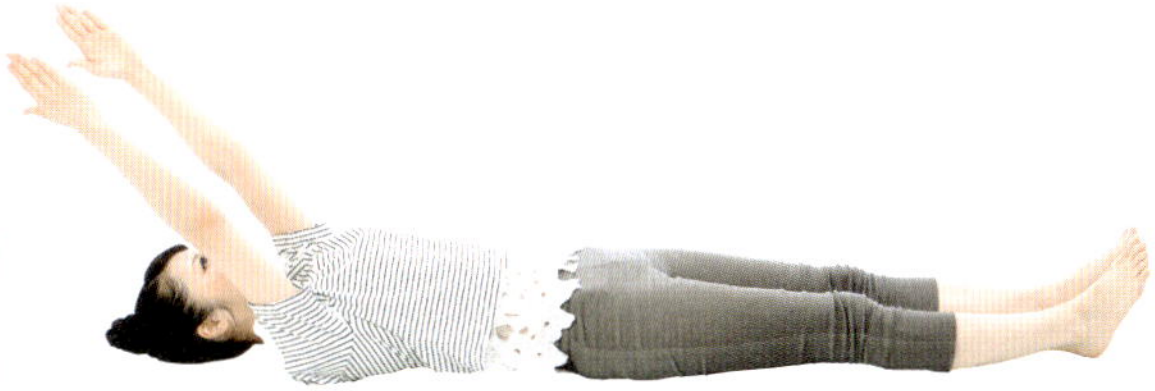
寝たままバンザイをします。

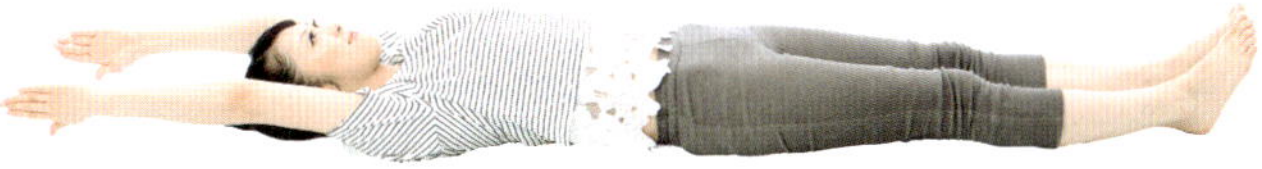
3
左右の腕がどこまで上がるかを比べます。腕が外側に開いてしまっていないかどうかも確認します。

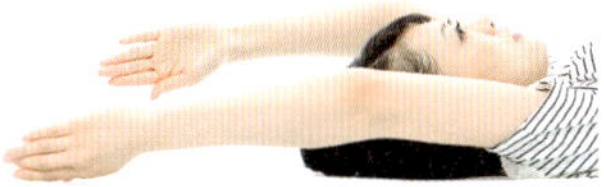

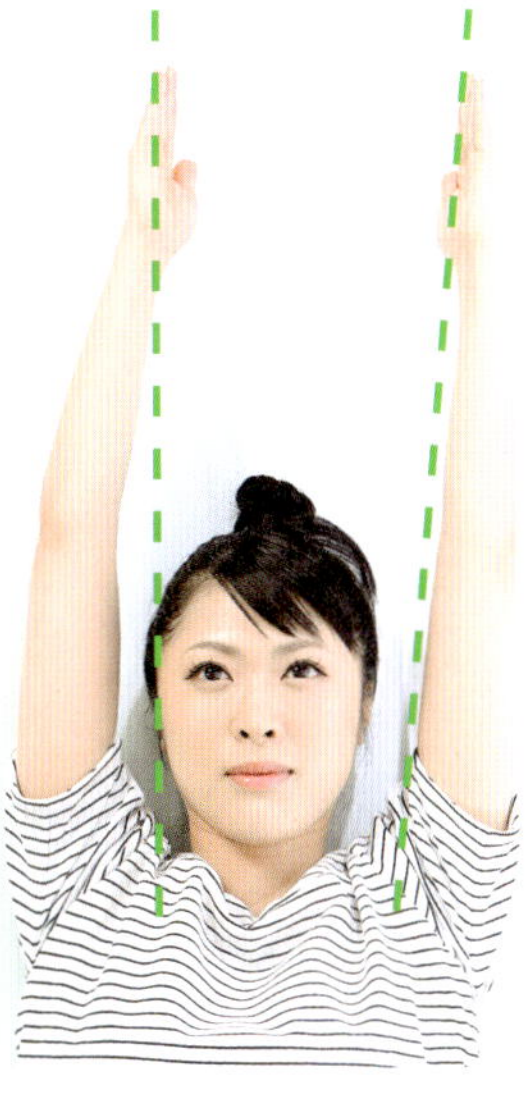

写真では右手はマットについていますが、左手はマットにつきません。右肩のほうが上がりやすいようです。左腕は、上がりづらく、外側に開いてしまっているのが、上から見るとわかります。

運動

第5章 1日5分！ゆがみを戻すエクササイズ17

※体操の方法は、全健会の動画サイト（zenkenkai.tv）でも見ることができます。
誌面では動きのわかりにくいところに関しては、動画をチェックしてみてください。

お話を聞いた先生

飯島 敏幸先生

施術歴26年。茨城県で「東海カイロプラクティック院」を運営。全国健康生活普及会優秀A級カイロプラクター、米国カイロプラクティック医師学会会員、日本カイロプラクティック連合会名誉講師。アメリカのテキサスカイロプラクティック大学での研修も修了。

パートナーと道具があれば続けやすい

おおた　毎日少しずつ骨がゆがむからといって、毎日カイロプラクティックに通うわけにはいきませんよね。

先生　そうですね。施術院に行かなければならないのは、自分では戻せないほどにゆがんでしまったときです。それまでは、毎日少しずつゆがんだ分、毎日少しずつ戻していくことが理想です。そのために毎日5分でもいいから簡単な体操をすることをおすすめしています。

おおた　もともとずっと体育会系でしたから、体を動かすのは嫌いじゃないんです。でも、健康維持のための運動って、なんだかあんまりモチベーションが持続しなくて……。気まぐれで走ってみたり、泳いでみたりしますけど、たいてい三日坊主。せめて自宅でストレッチや腹筋運動くらいやらなきゃと思いますが、それもあんまり続きません。

先生　ゆがみを戻すという意味では、ランニングや水泳のような運動までは必要ありません。腹筋や背筋のような筋トレも、本質的にはゆがみをなおしたあとの話です。私たちカイロプラクターがおすすめする体操は、もっと簡単で、体への負担の少ないものです。子どもからお年寄りまで、誰でもできます。

おおた　肩コリや腰痛でマッサージに通ったり、整形外科に行ったりするたびに、「ときどき肩をこうやって回してください」とか「腰をこうやってストレッチしてください」などとアドバイスをいただいて、一応やってはみるんですけどやっぱりすぐに肩がこったり腰が痛くなったり、あんまり症状が変わらないので結局途中で嫌になっちゃって続かないんです。そんな私でも、骨のゆがみを戻す体操なら続きますかね。

先生　地味なことをひとりで続けるには、相当な精神力が必要です。ポイントは、パートナーと道具です。誰かといっしょだとモチベーションが維持しやすいはずです。道具を見ると「やらなくちゃ」と思うでしょう。

おおた　日記は三日坊主でも、交換日記なら続くってことありますからね。

先生　ゆがみを戻す体操に関する本はほかにもたくさんありますが、なぜかほとんどひとりで道具も使わずにやることを前提にしています。たしかに一見気軽な感じがしますけど、実はそのほうがハードルが高いのです。

おおた　家族でやればみんなも健康になれますしね！

代用も可能！

体操用の道具について

体操に使うまくらについて

体操の説明写真では、「あおたけ」という商品名のかまぼこ形の運動まくらをときどき使用しています。首のわん曲にフィットするアーチ形をしており、適度な弾力と硬さがあります。全健会の各施術院で、施術のときにも使用するものです。運動まくらがない場合には、運動効果は落ちますが、バスタオルを丸めたもので代用することも可能です。本当の竹でつくられた青竹踏みの青竹は硬すぎるので使用しないでください。

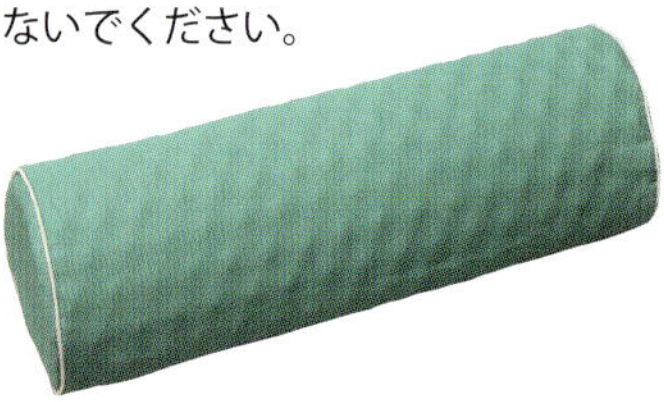

体操に使うマットについて

体操の説明写真では、専用の運動マットを使用しています。これは全健会の各施術院で、施術のときにも使用するものです。寝具としても使用できます。運動マットがなければ、ヨガマットを代用してもかまいません。畳の部屋があれば、畳の上でもいいでしょう。腰や首を痛める可能性がありますので、やわらかいふとんやマットレスは使用しないでください。

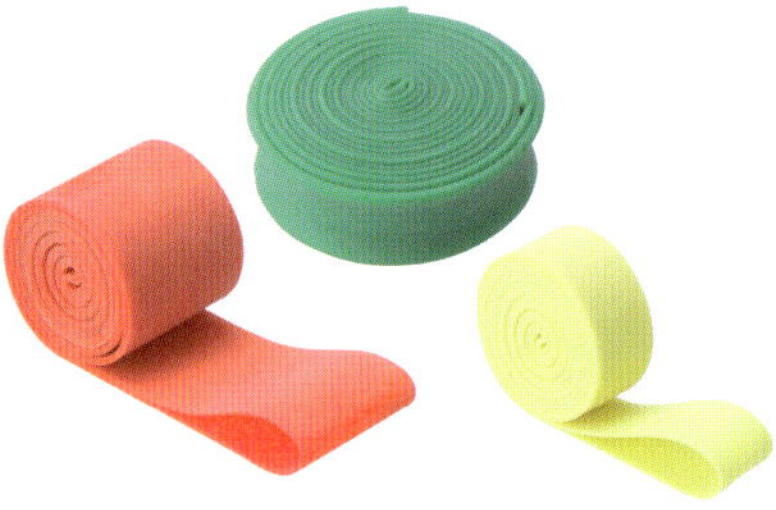

ゴムバンドについて

体操の説明写真では、３色のゴムバンドを使用しています。このゴムバンドは筋肉や関節の強度に合わせて弾力を調整して開発された「ボディーコントロールバンド」と呼ばれる特殊なものです。黄色、ピンク、緑の順で強度が増します。同様の目的で開発された商品であれば、市販のゴムバンドでも理論上代用は可能ですが、自分に合った強度のものを選ぶようにしてください。自転車のチューブは強度が強すぎて、筋肉や関節を痛める可能性がありますから使用しないようにしてください。ゴムバンドがなくてもできる体操には「ゴムバンドなしでも可能」と書いています。

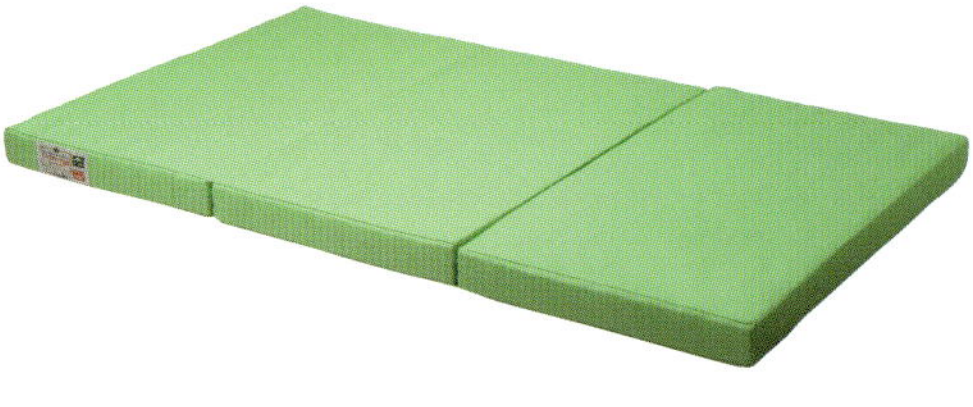

腰に巻く

ゴムバンドを腰に巻いた状態で体操すると、骨盤が適切な位置に戻りやすくなります。ウエストの下、腰骨の位置から、こぶし1つぶん下のあたりにゴムがあたるように巻きます。足を上げたときにちょうど折り曲がる部分です。体操の種類や自分の筋力に応じてゴムバンドの強度、巻き方を調整してください。

腰の巻き方①

1

ゴムバンドを二つ折りにして腰の後ろに当てます。おへその下約5cmくらいのところにゴムバンドが当たるように、高さを調整してください。

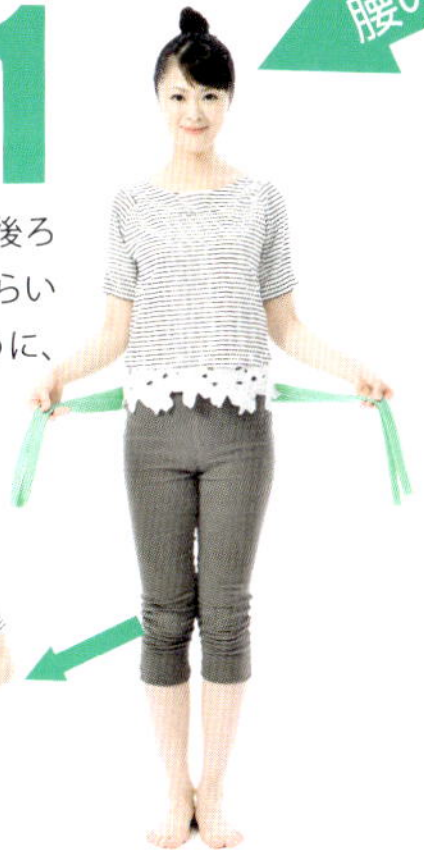

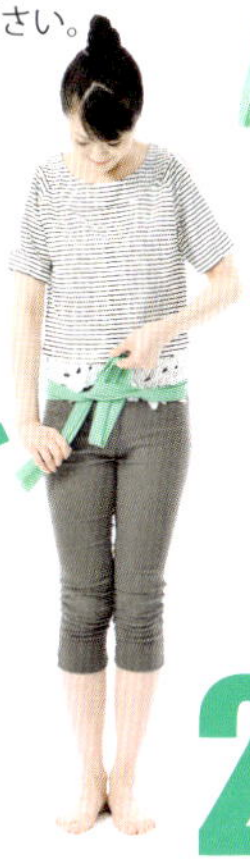

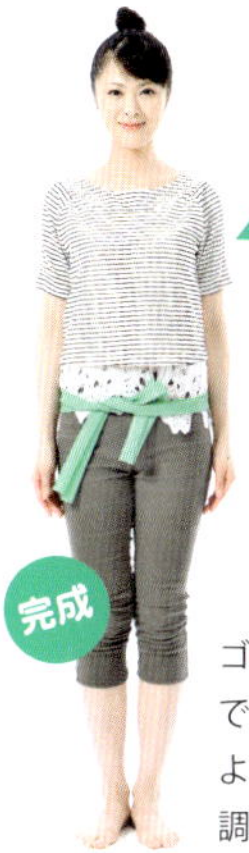

完成

2

ゴムバンドの端をはさみこんでとめます。運動の種類によって結び目ができる位置を調整してください。

腰の巻き方②

1

おへその下5cmくらいのところにゴムバンドが当たるように高さを調整しながら、腰の後ろ側からゴムバンドを回します。

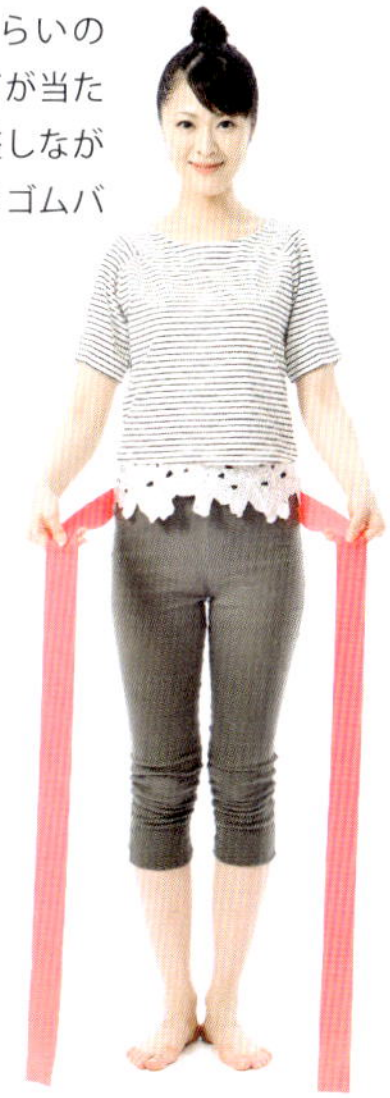

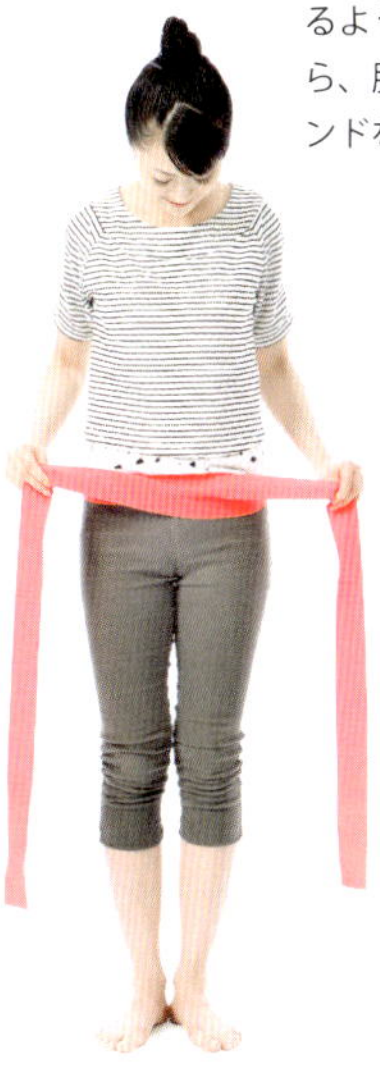

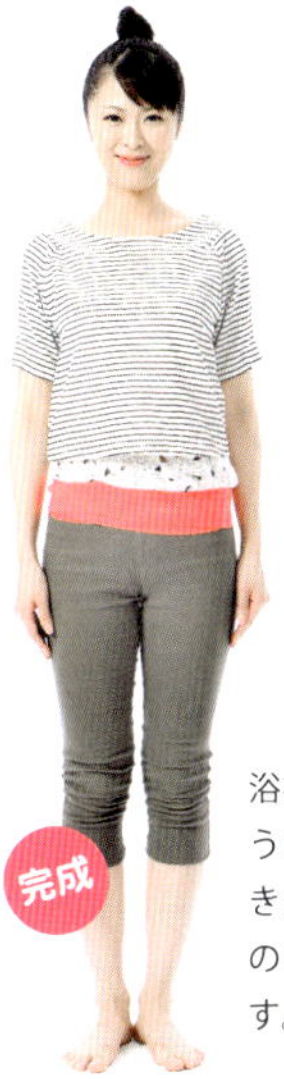

完成

2

浴衣のオビを結ぶときのように、ゴムバンドを腰に巻きます。最後はゴムバンドの端を挟み込んでとめます。

肩に巻く

ゴムバンドを肩に巻いた状態で体操すると、自然と胸が張り、良い姿勢のまま体操ができます。さらに、肩まわりの筋肉を補助する役割も果たし、ゴムバンドがないときよりも大きく、スムーズに関節を動かすことができます。体操の種類や自分の筋力に応じてゴムバンドの強度、巻き方を調整してください。

肩の巻き方①

1

ゴムバンドの両端を結び、輪にします。さらにそれを二重にしてひねり、8の字にして、両手にかけます。

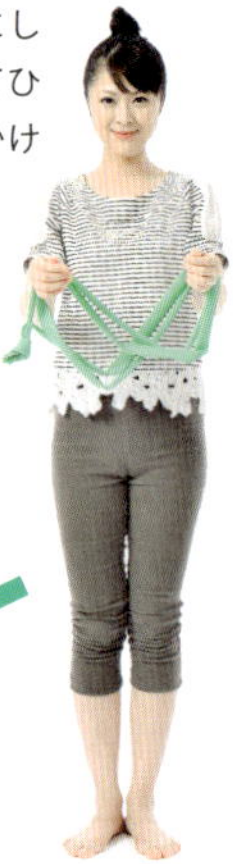

2

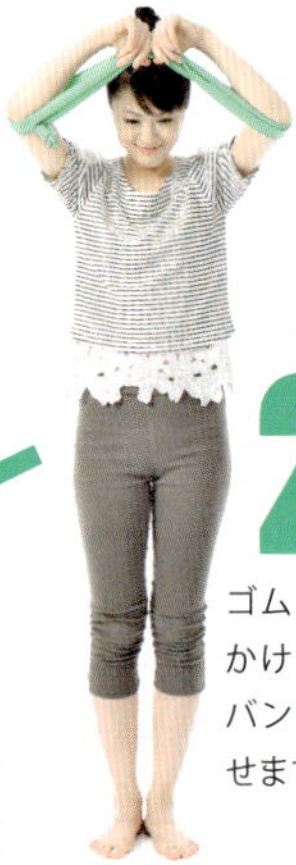

ゴムバンドを肘のあたりにかけた状態で、両手でゴムバンドを広げ、頭をくぐらせます。

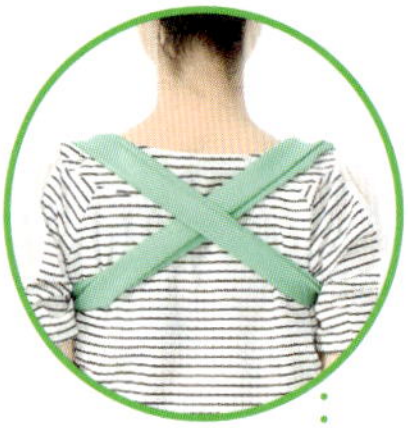

完成

3

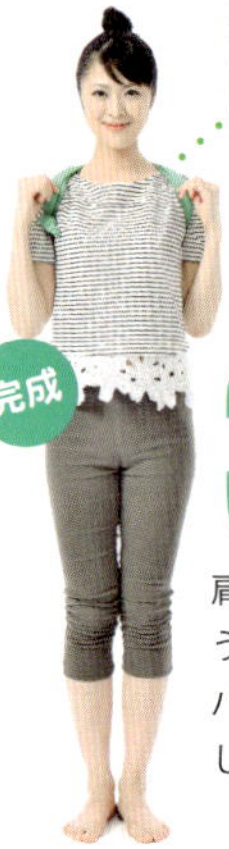

肩をしっかりサポートするように位置を調整します。ゴムバンドがよじれていればなおします。

肩の巻き方②

1

肩甲骨の下あたりにゴムバンドを当てます。

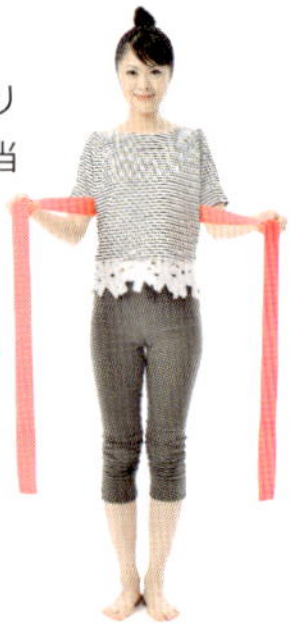

2

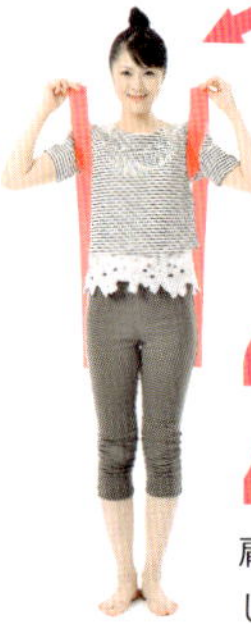

肩にかけるようにして背中側に回します。

3

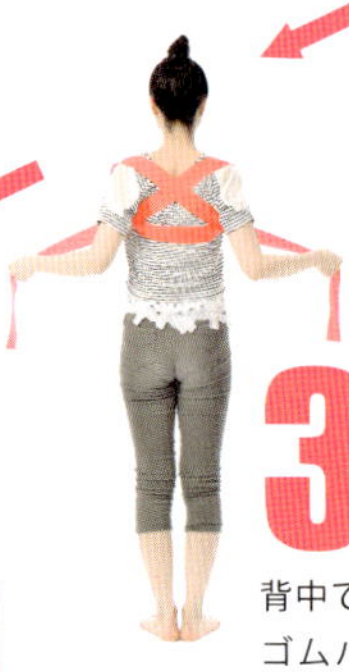

背中でクロスさせ、ゴムバンドを引っ張ります。

4

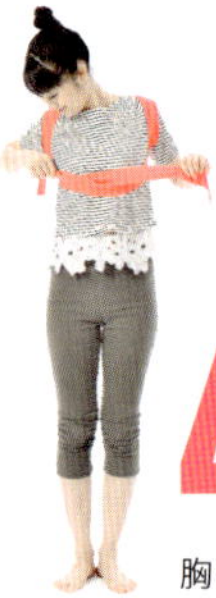

胸の前でとめます。挟み込むだけでとめられます。

完成

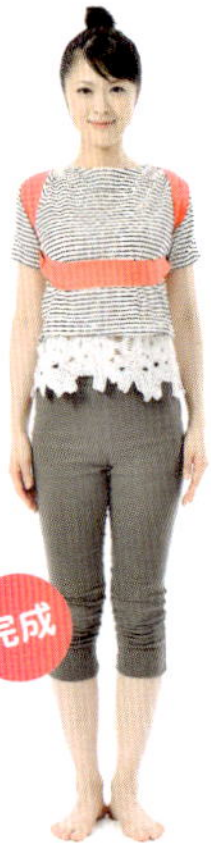

01 〔腰〕あおむけで膝を左右に倒す

★ゴムバンドなしでも可能
★目安：左右交互に合計20回くらい

Check!
・腰が完全に浮いてしまったらNG

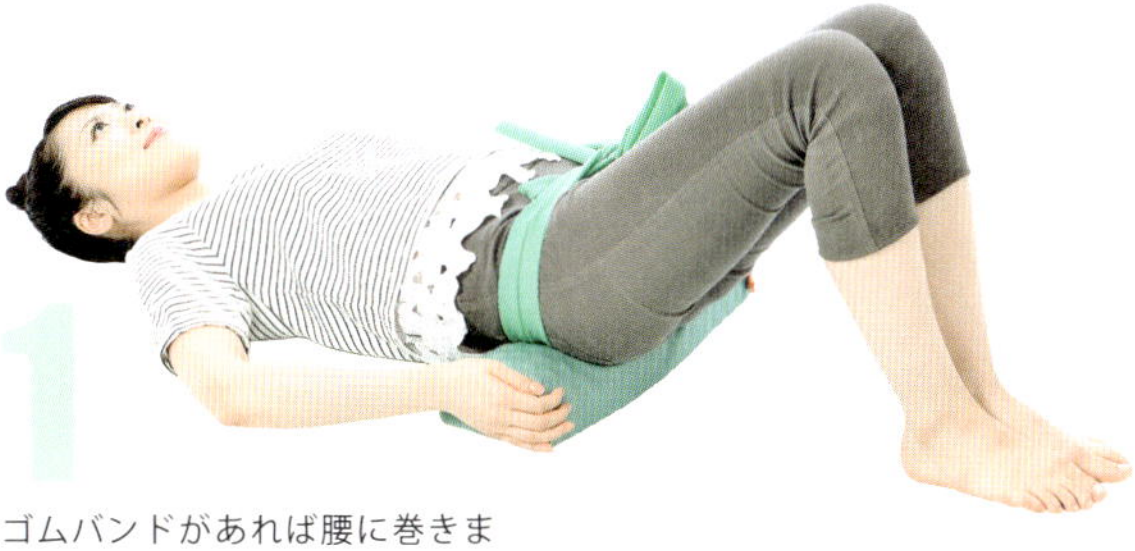

1

ゴムバンドがあれば腰に巻きます（P.63参照）。お尻の下に運動まくらを敷き、両膝を立ててあおむけに寝ます。両手で運動まくらを押さえます。

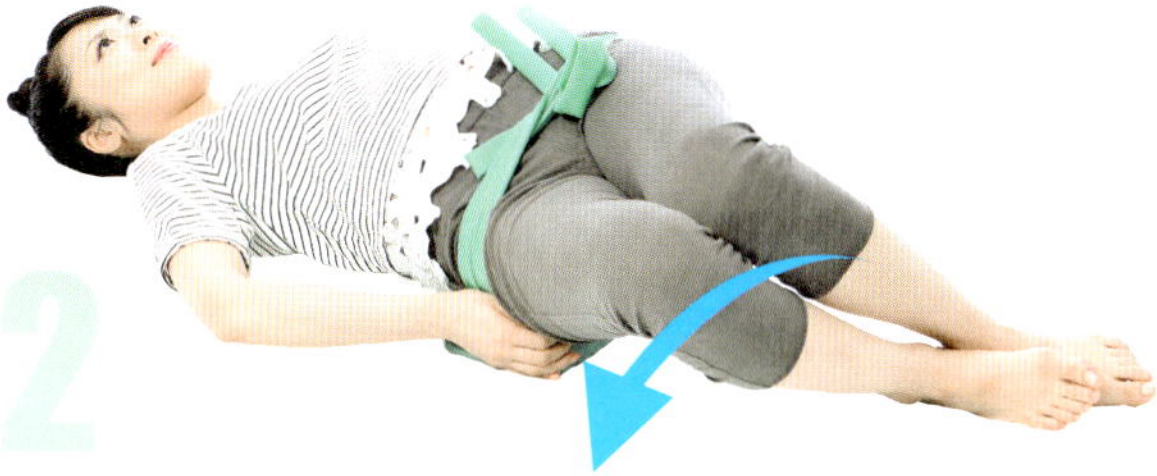

2

できるだけ膝をそろえたまま、左右に倒します。かかとの位置がなるべくずれないように気をつけます。倒した状態を1～2呼吸分保ったあと、膝をもとの位置に戻します。

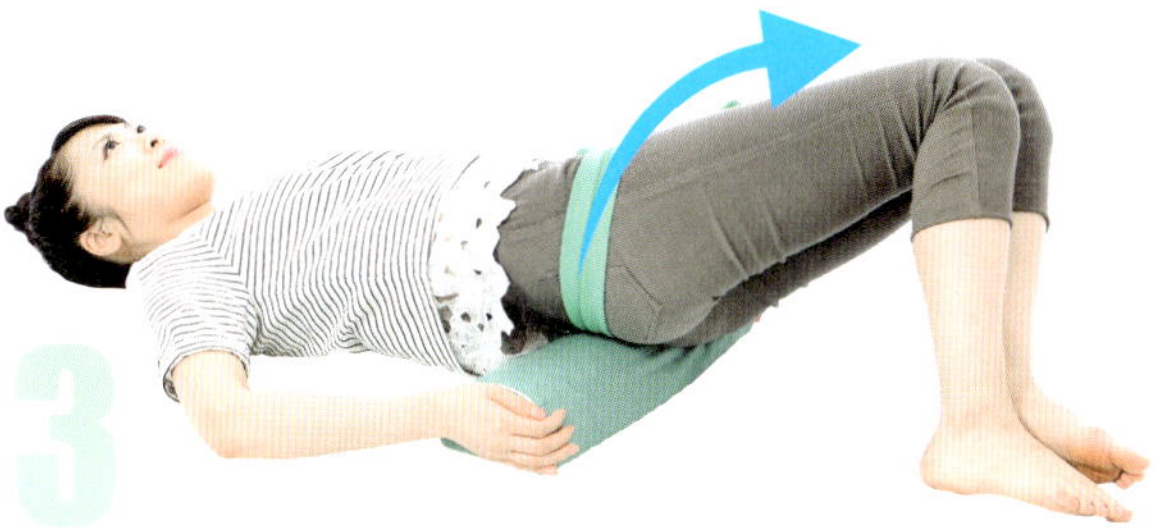

3

同様に逆側にも倒します。これを左右交互に続けます。

02

〔腰〕

立って腰を回転する

★ゴムバンドなしでも可能
★目安：1分間×左右

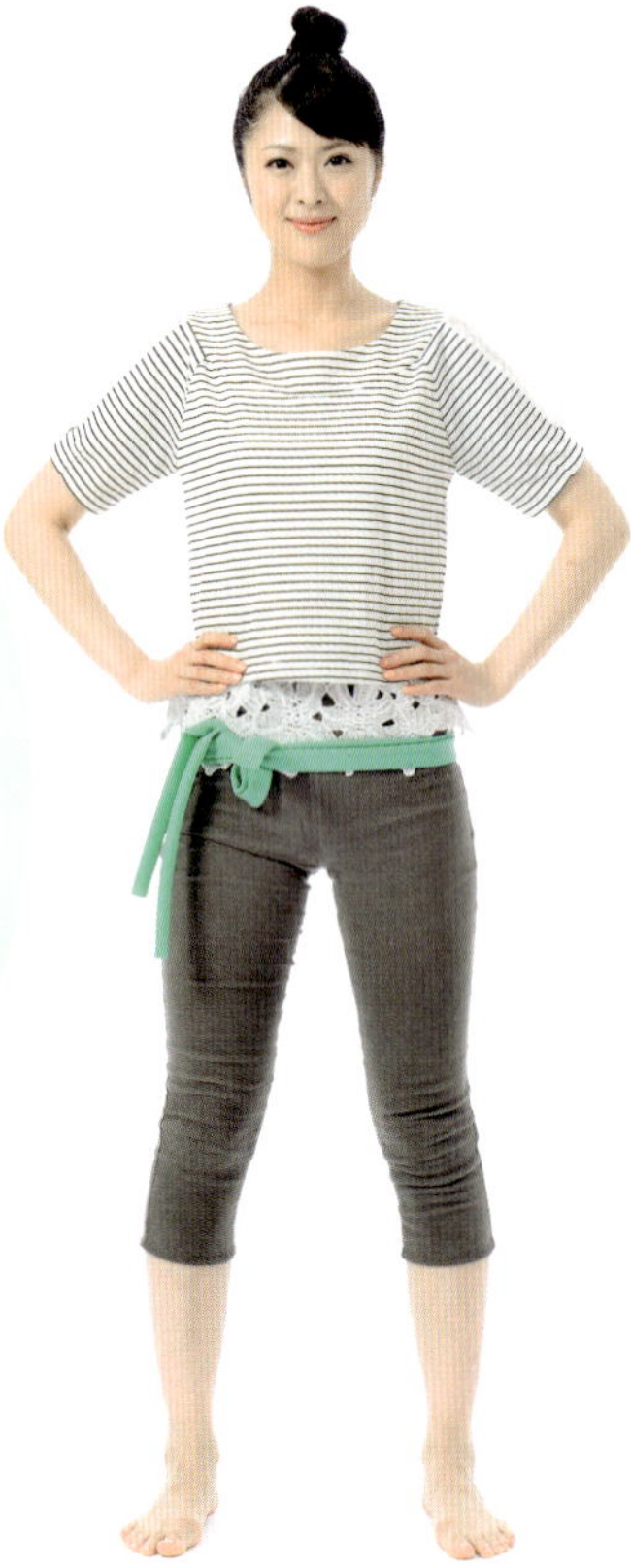

1

ゴムバンドがあれば腰に巻きます（P.63参照）。なければそのままで。腰に手を当てて、まっすぐ前を見ます。

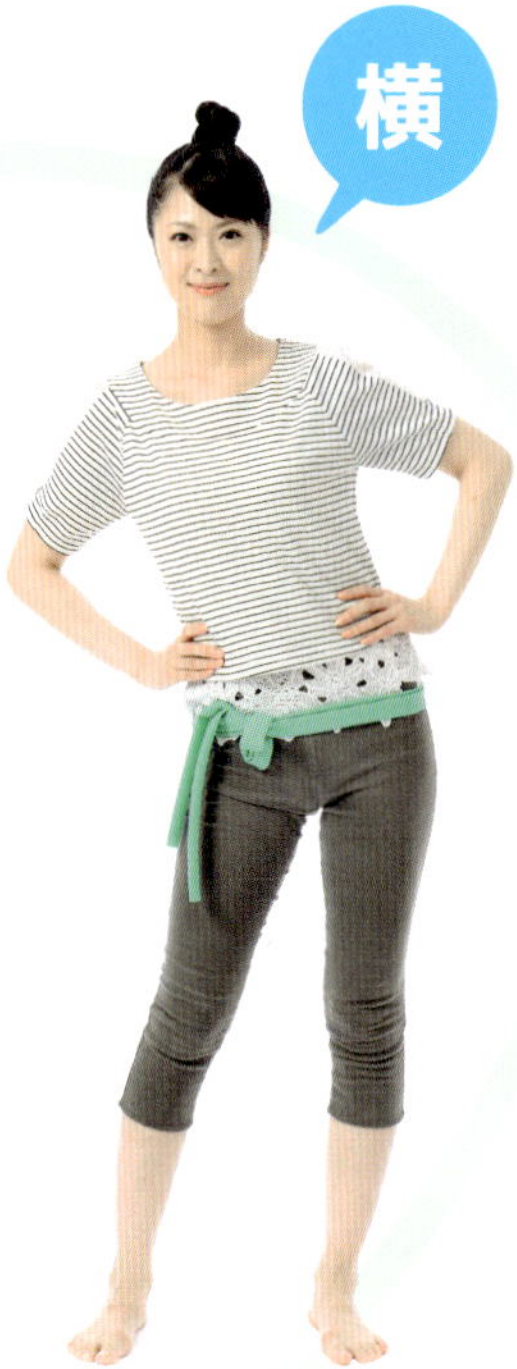

2

そのままの姿勢で、腰だけを回転させます。初めはゆっくり横→前→横→後とできるだけ大きく動かします。徐々になめらかに、円を描くように回します。頭頂をひもで引っ張られているように意識すると姿勢が保ちやすくなります。逆回しも行います。

Check!

・視線はまっすぐ前を見たまま
・前後左右同じ幅で真円を描くように

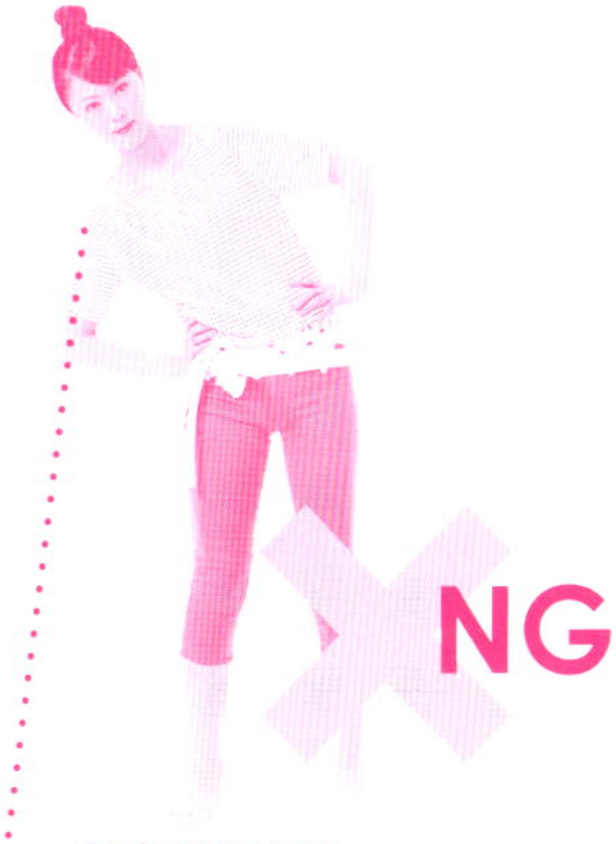

肩が回るのは NG

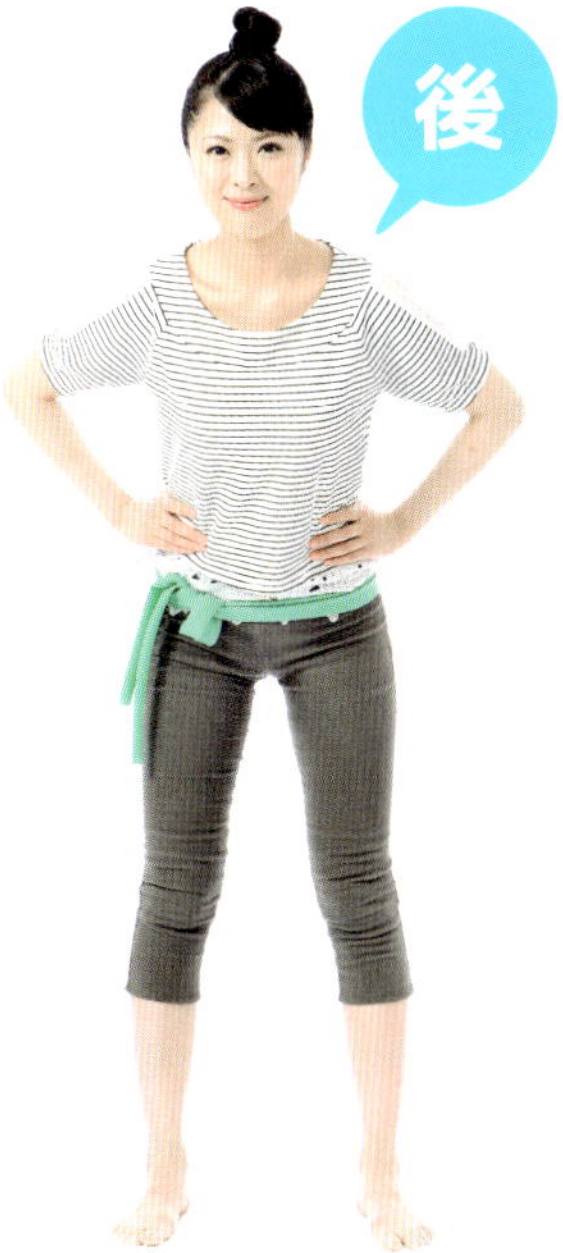

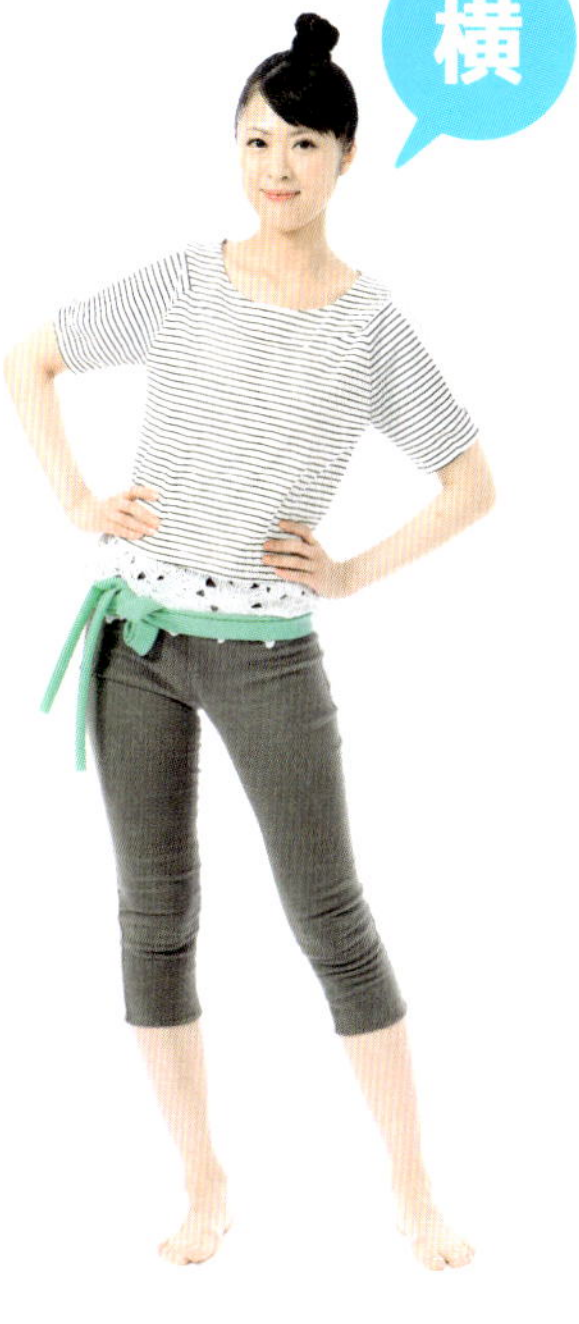

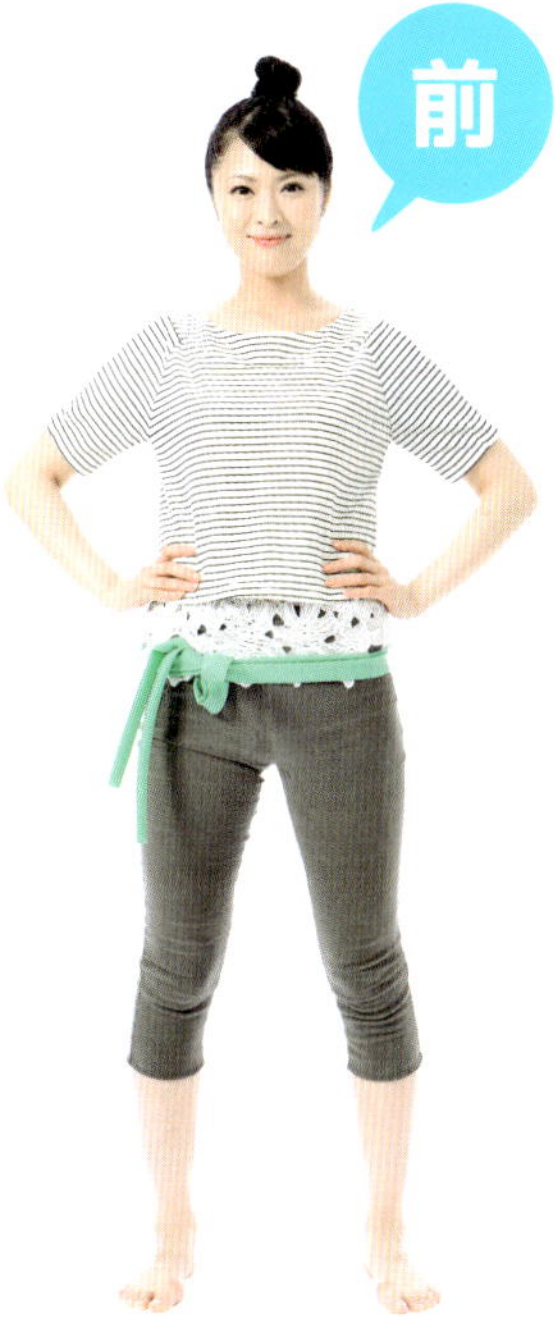

03

〔腰〕

うつぶせで腰を左右に振る

★ゴムバンドなしでも可能　★目安：左右交互に合計20回くらい

1

ゴムバンドがあれば腰に巻きます（P.63参照）。うつぶせで寝ます。

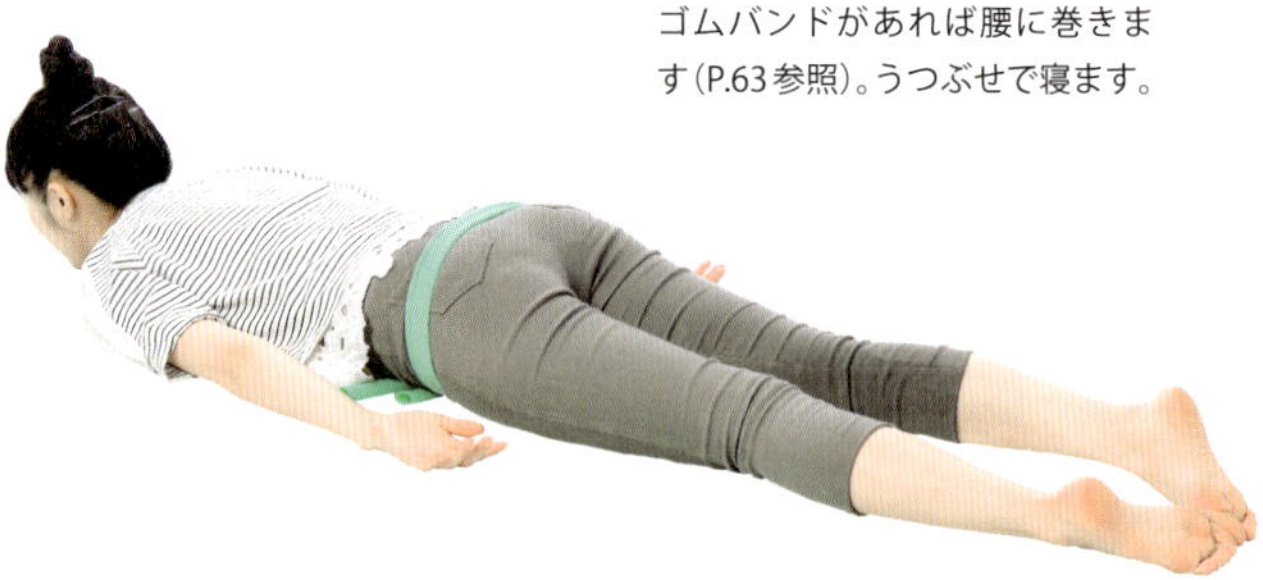

2

そのままの姿勢で、腰だけを左右に転がします。

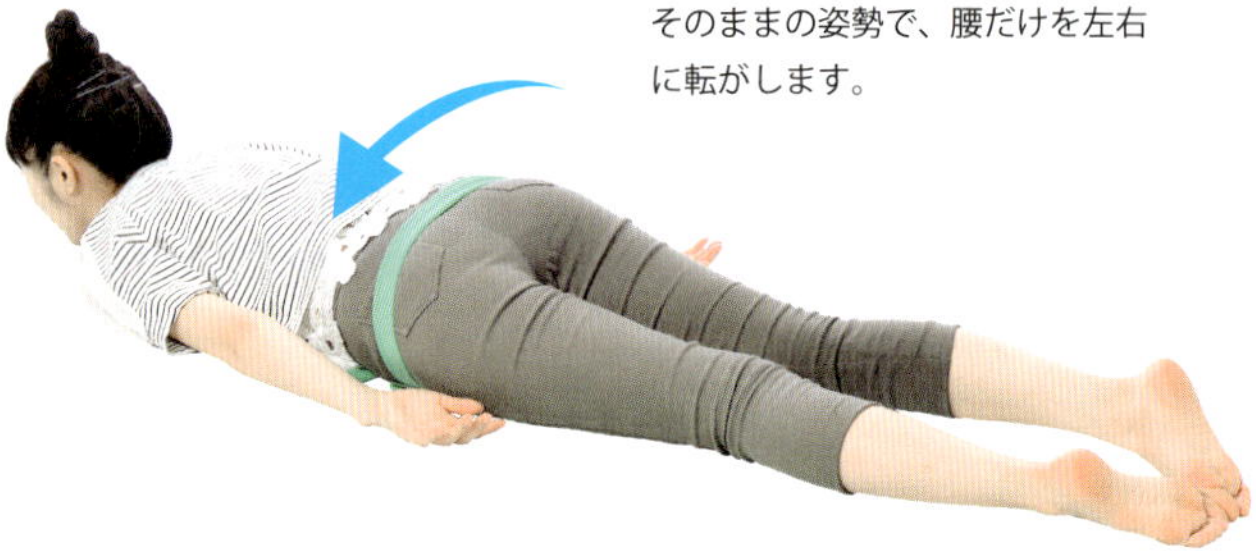

3

同様に逆にも倒し、左右交互に続けます。

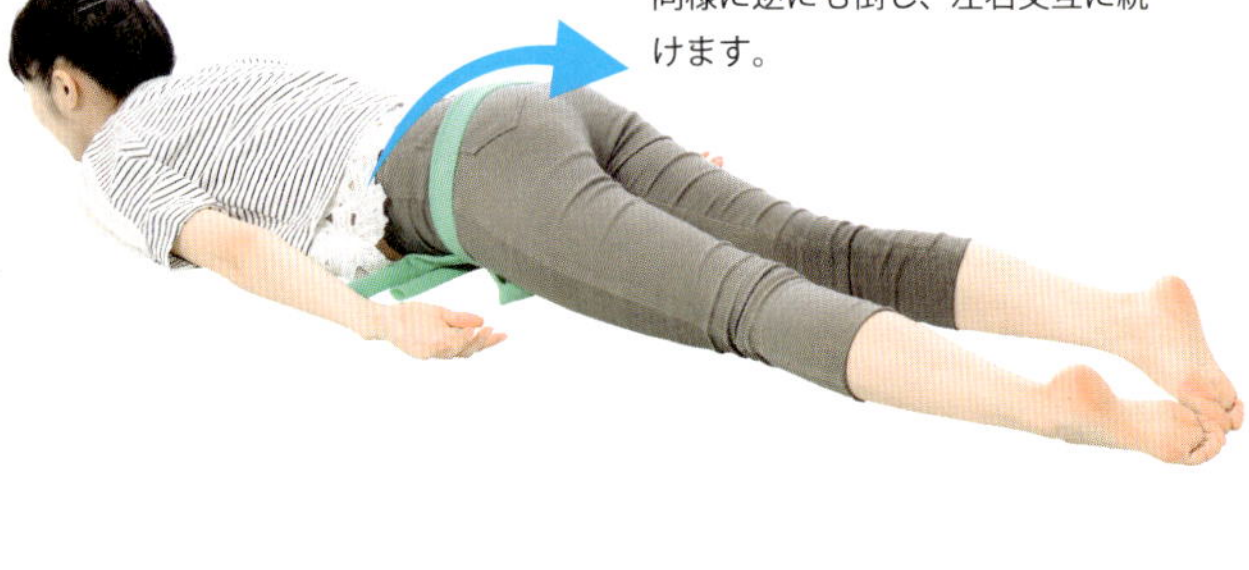

Check!

・足まで開いてしまうのはNG

04

〔腰〕

正座して腰のカーブをつくる

★ゴムバンド必要　★目安：足がしびれない程度に数分間

1

ゴムバンドを輪にします。正座します。背骨のＳ字カーブの部分にゴムバンドを当てます。

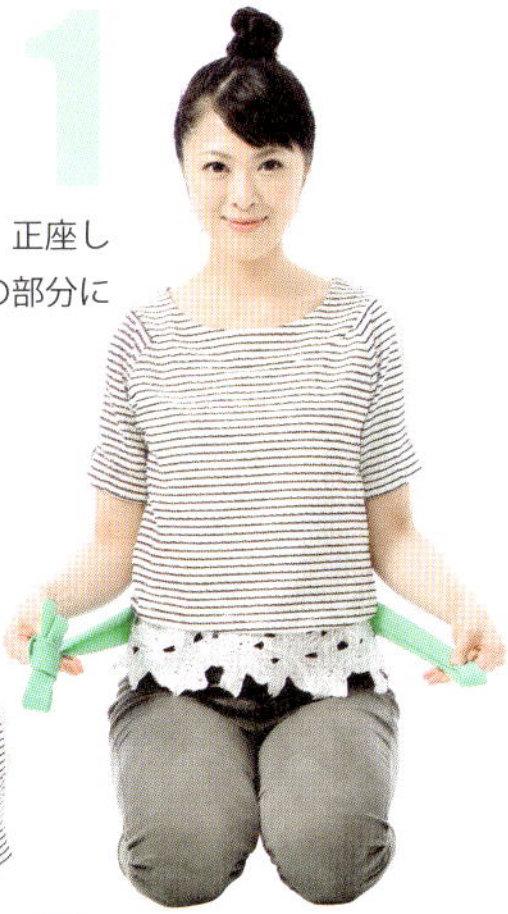

2

体の前でクロスさせ、さらにゴムバンドを引っ張ります。ゴムバンドを片膝にかけます。もう一方の膝にもかけます。

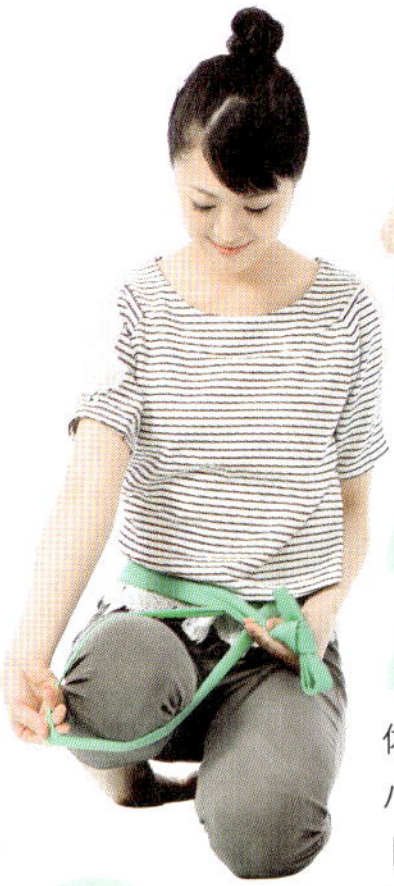

3

そのままの姿勢を数分間保ちます。ゴムの力で、背骨が前に引っ張られている感じです。

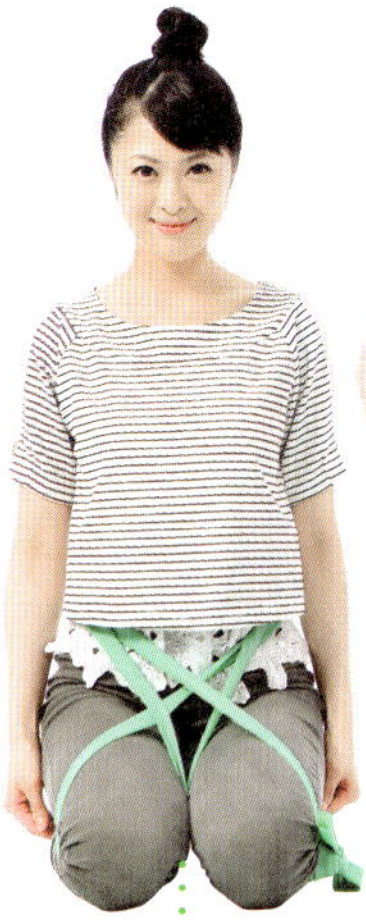

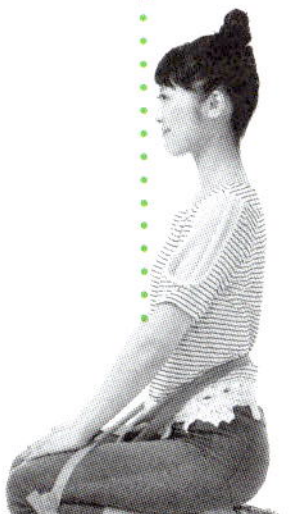

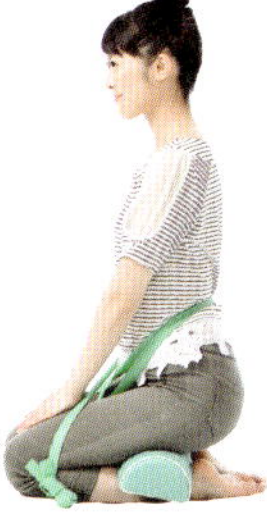

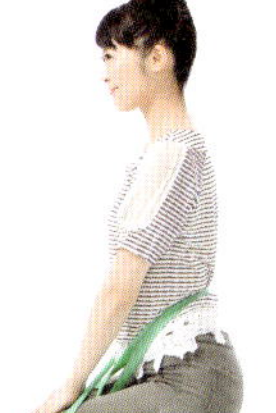

Check!

・正座の姿勢がつらければ、運動まくらをももの裏に当てたり、足首の下に敷いたりすると楽

05

〔腰〕

うつぶせで骨盤を動かす

★パートナー必要　★目安：2セット×左右

1

うつぶせで寝ます。パートナーは腰の横くらいに両膝をついて座ります。片手で膝をロックするように抱え込みます。

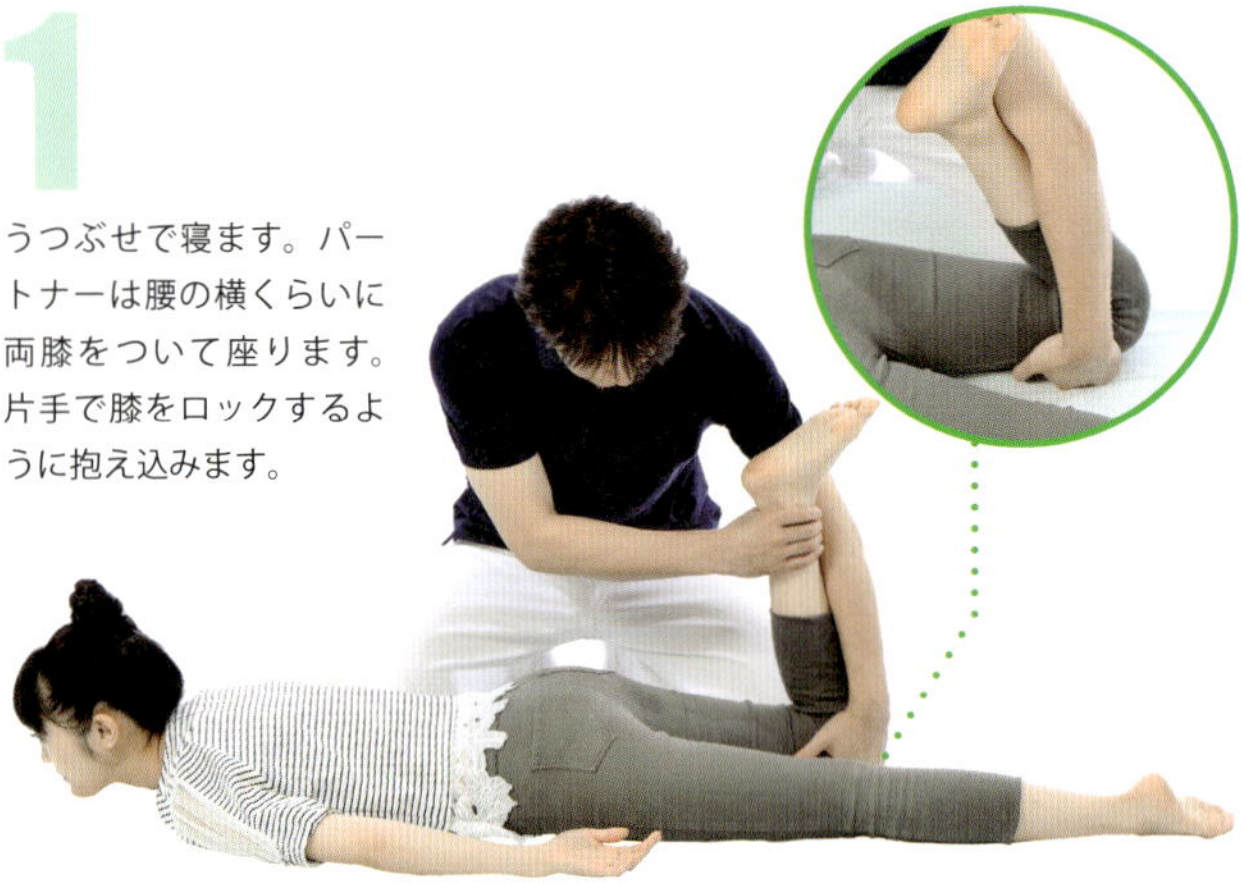

2

もう一方の手のひらで腰のポケットの上の位置を押さえます。

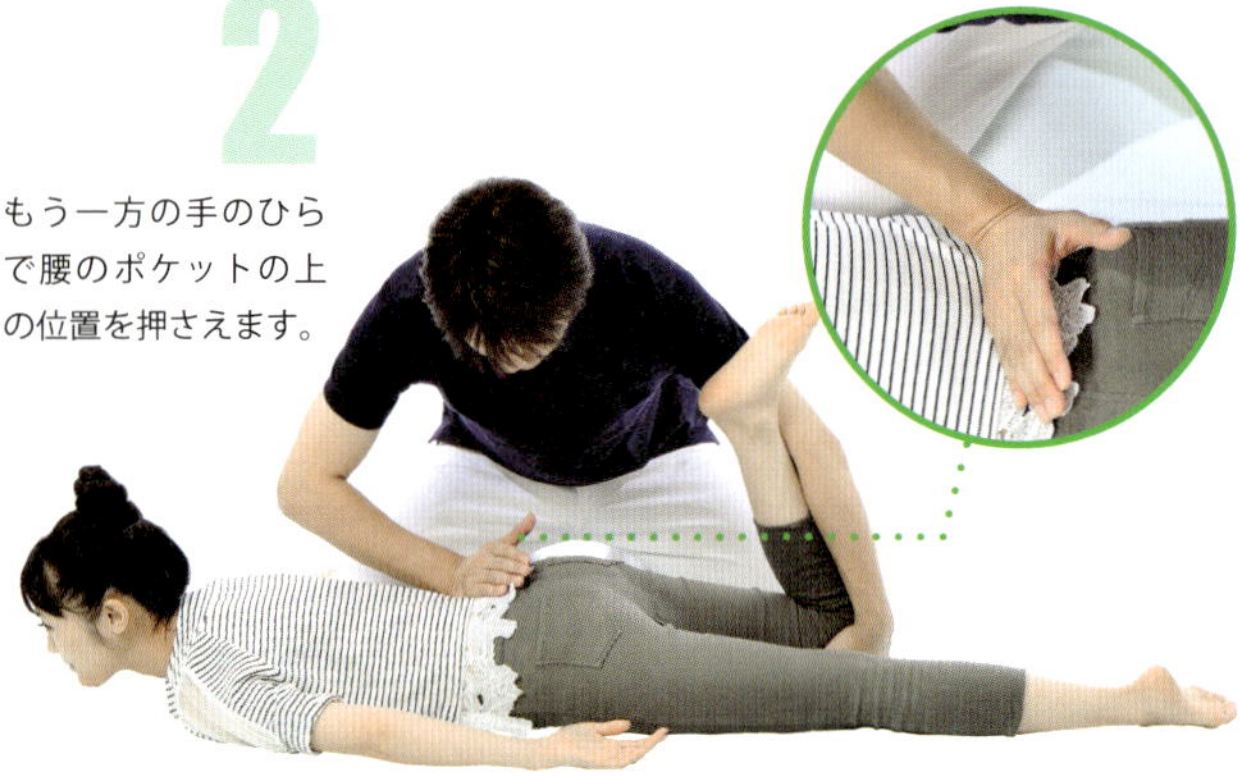

3

膝を持ち上げ5秒間キープします。上がるところまで上げますが、痛くない程度にとどめましょう。同時に、腰の手に圧力を加えていきます。

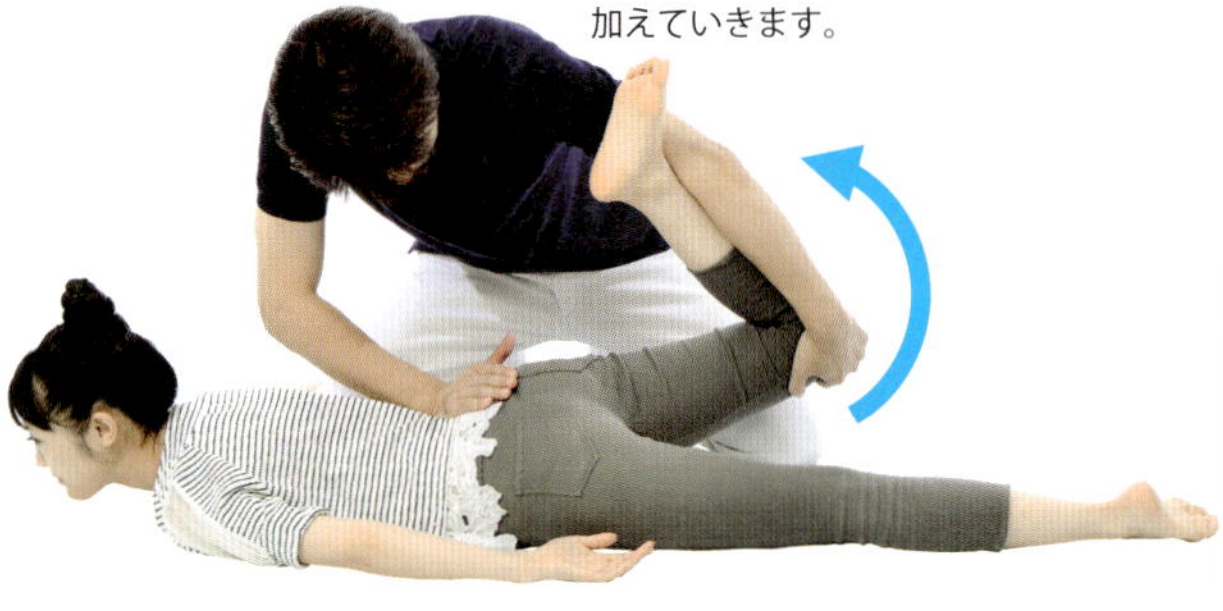

Check!

・パートナーは、上半身全体を傾けるようにして持ち上げると、膝と腰の両方に、力が効果的に加わる

06 〔腰〕 あおむけで膝の押し比べ

★パートナー必要　★目安：2セット×左右

1 足の横にパートナーが膝をついて座ります。倒しにくいほうに膝を倒し、パートナーが膝を押さえます。

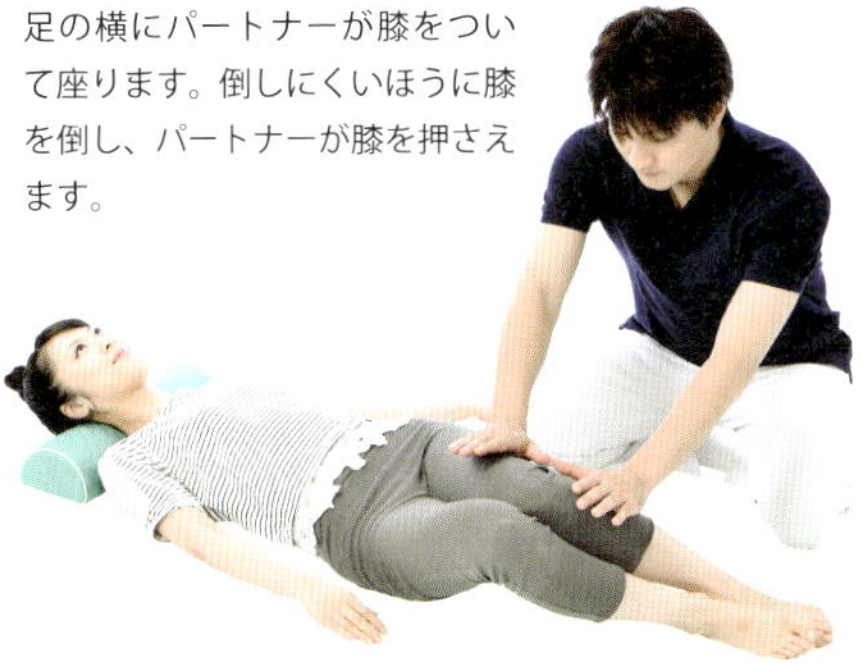

2 パートナーが押す力に抵抗するように、ゆっくりと膝を戻していきます。

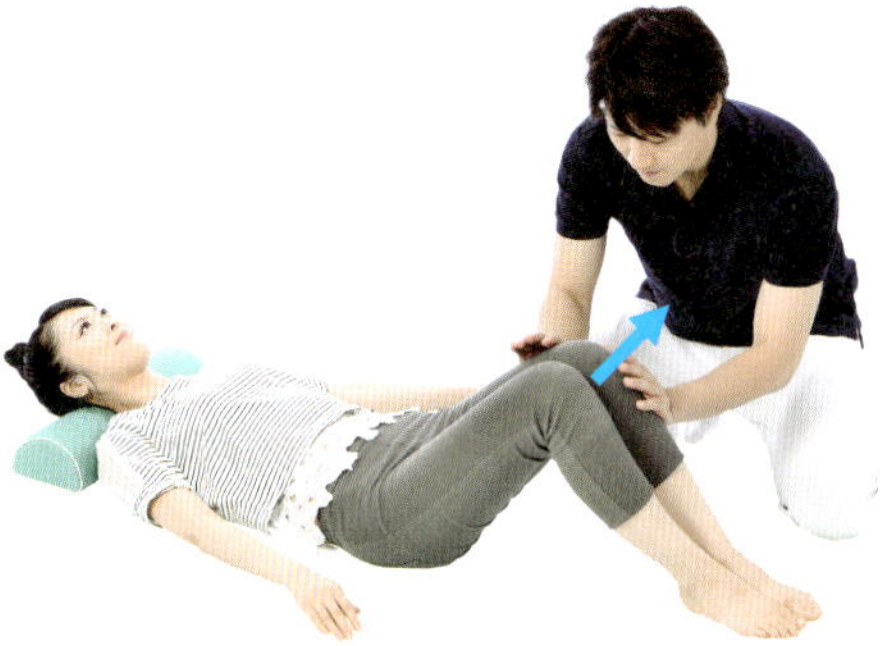

3 そのまま反対側へ倒したら、そこでお互いに力を入れ、強く押し合いながら、ゆっくり１、２、３と数えます。

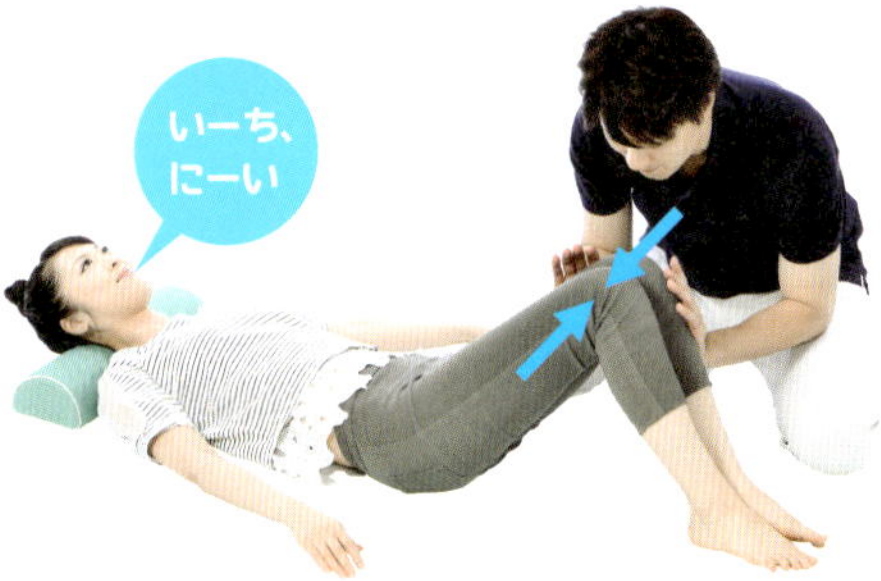

4 ３のときに２人とも一気に力を抜きます。

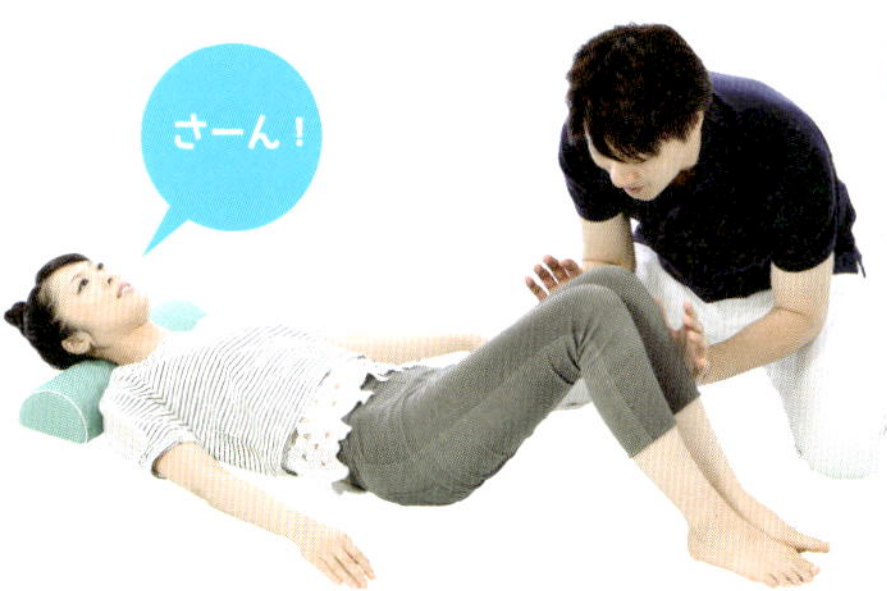

Check!

・一気に力を抜かないと効果が出ない

・左右２回ずつやったら、膝を左右に倒して、可動域が広がったことを確かめる

07 〔肩〕

肩甲骨を動かす

★ゴムバンドなしでも可能　★目安：20回くらい

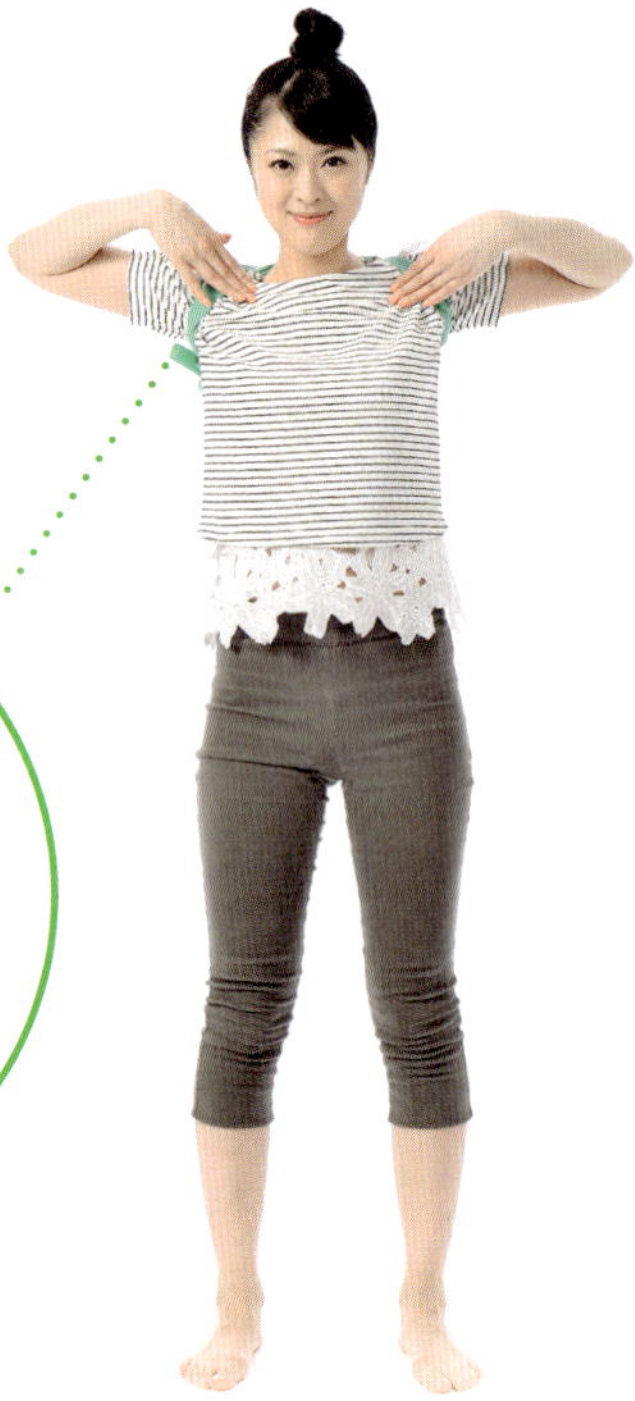

ゴムバンドがあれば肩に巻きます（P.64参照）。立った状態、もしくは椅子に座った状態で、両手の指を軽く肩につけます。

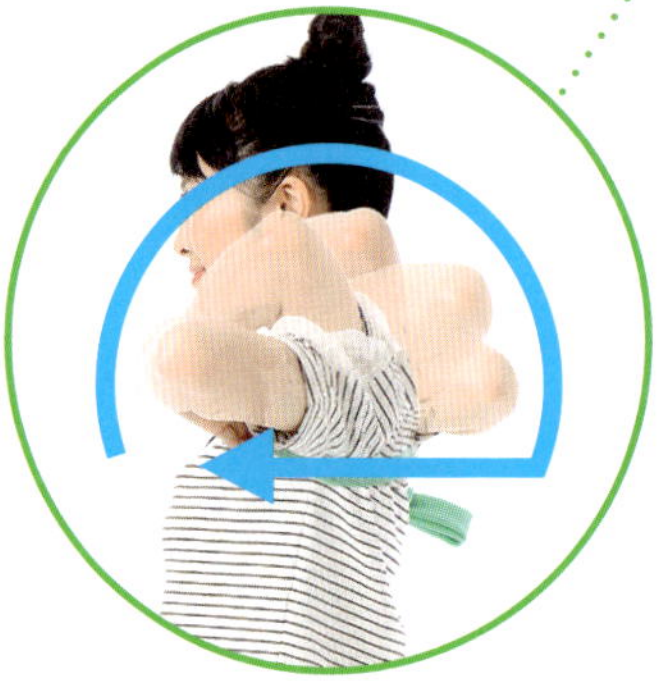

できるだけ肘を肩より下げないように気をつけながら、肘をうしろに回します。左右の肩甲骨を引き寄せるイメージです。

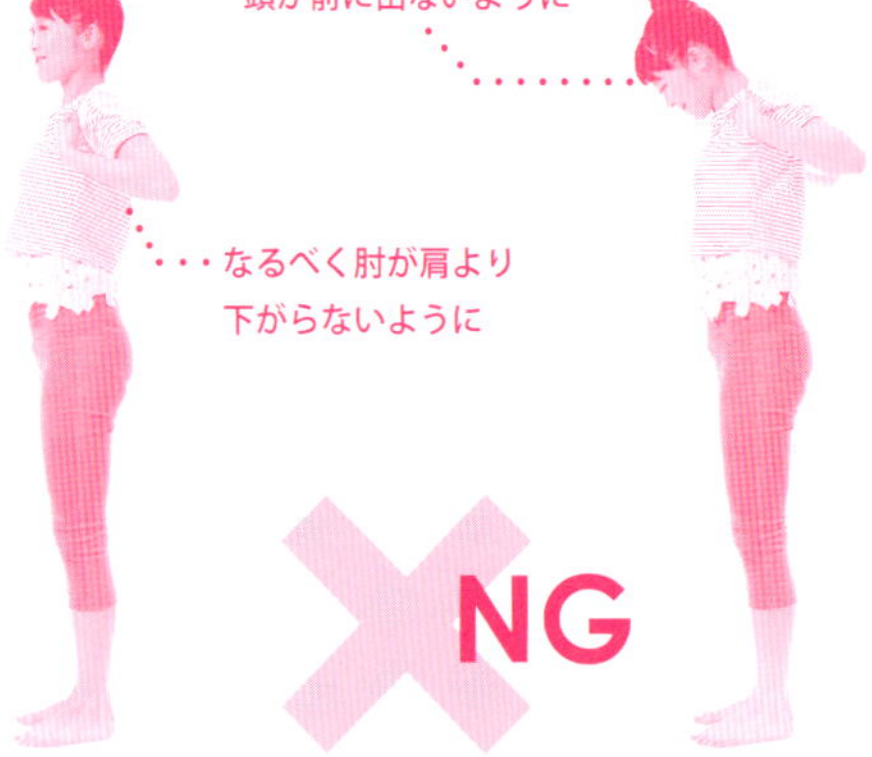
頭が前に出ないように
なるべく肘が肩より
下がらないように
NG

Check!

・息を止めないように
・ゴムバンドを使用していたら、外すときはできるだけ素早く外す。すると、老廃物が一気に流れてすっきりする

08
〔肩〕立って肩の上げ下げ

★ゴムバンド必要　★目安：2セット×左右

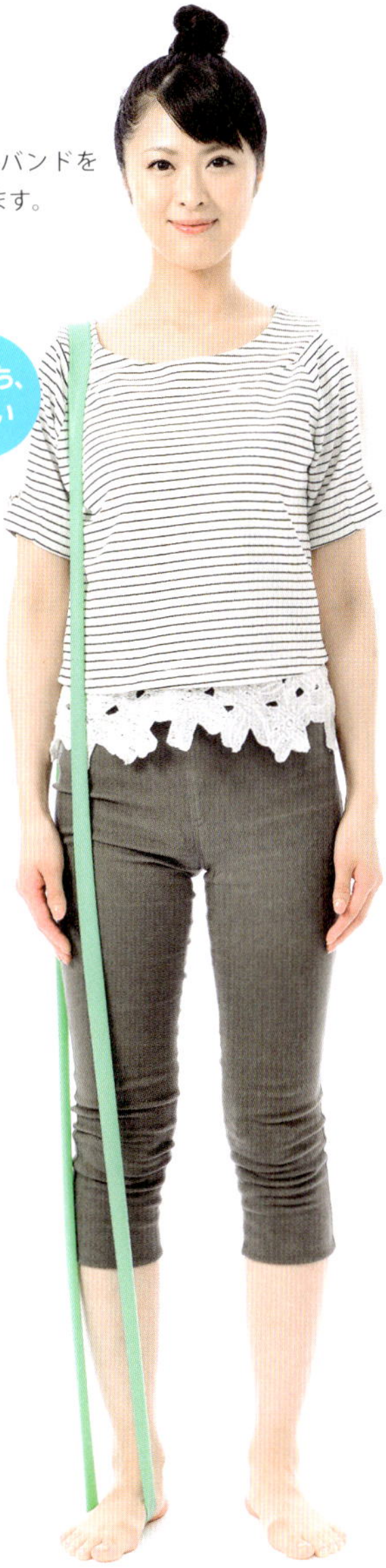

1

輪にしたゴムバンドを足と肩にかけます。

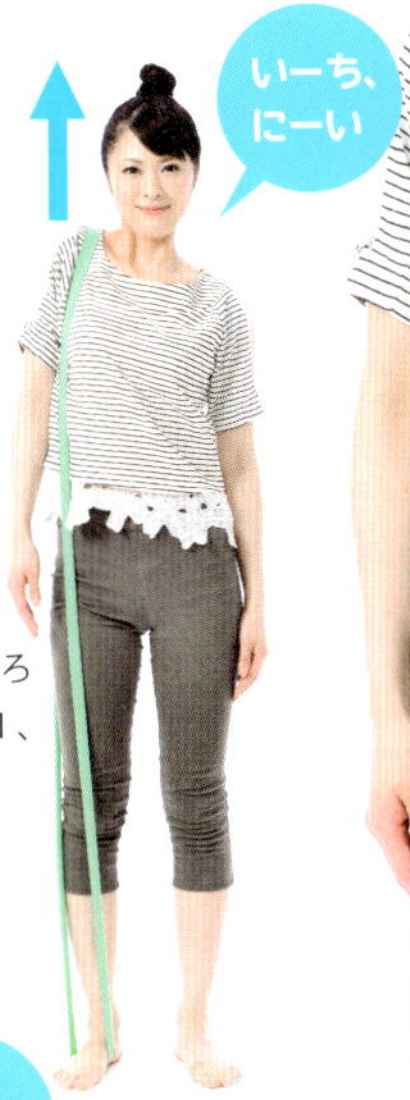

2

肩を上げられるところまで上げてゆっくり1、2、3と数えます。

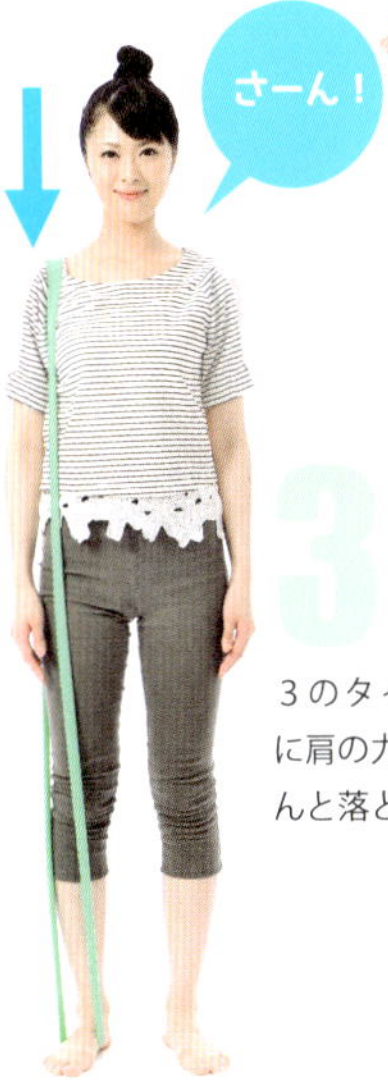

3

3のタイミングで一気に肩の力を抜いて、すとんと落とします。

Check!

・やり終わったあとに普通に肩を上げ下げすると、とても軽く感じるはず

09

〔肩〕あおむけで肩を回す

★パートナー必要　★目安：10回くらい×左右

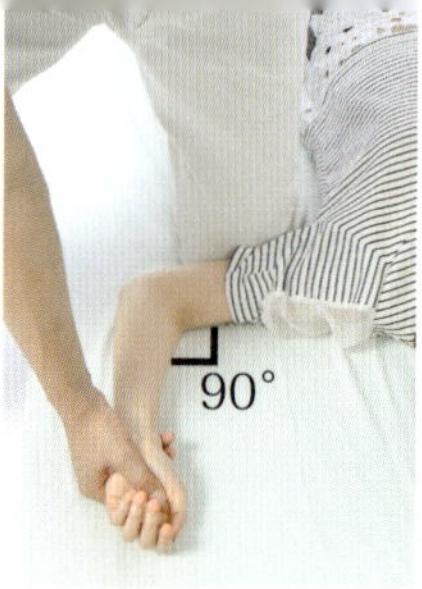

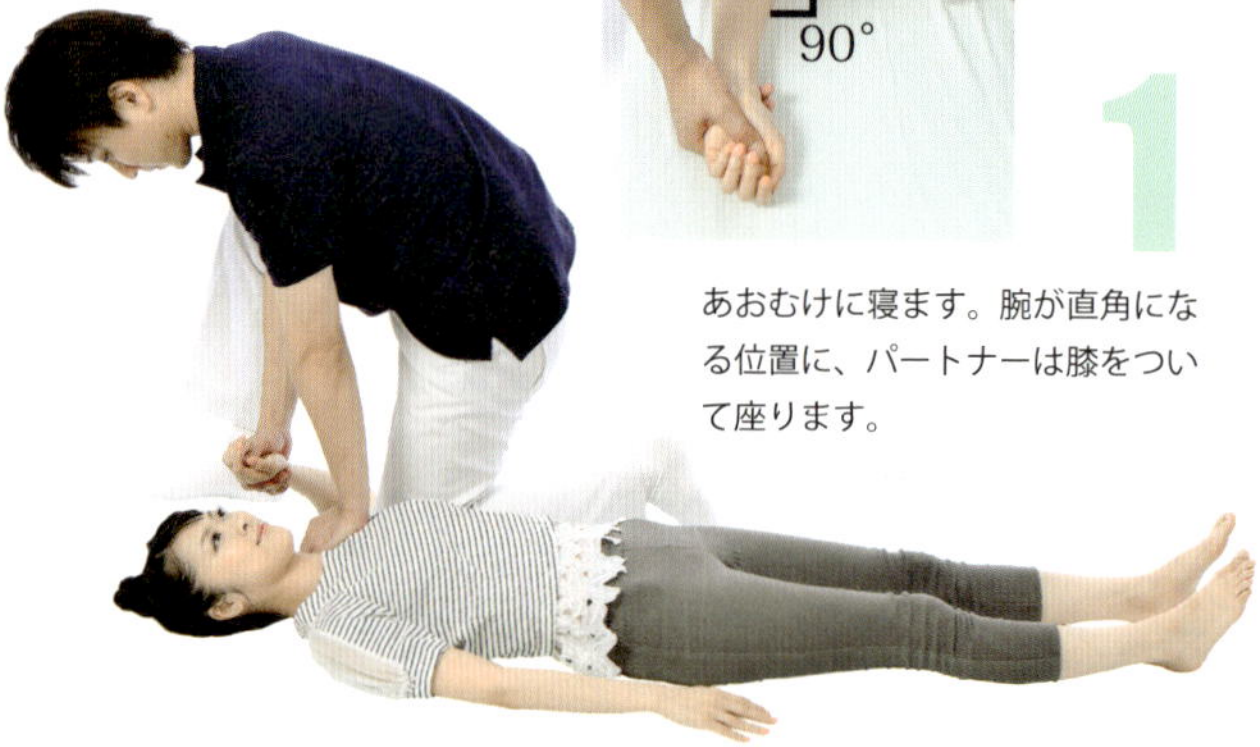

1

あおむけに寝ます。腕が直角になる位置に、パートナーは膝をついて座ります。

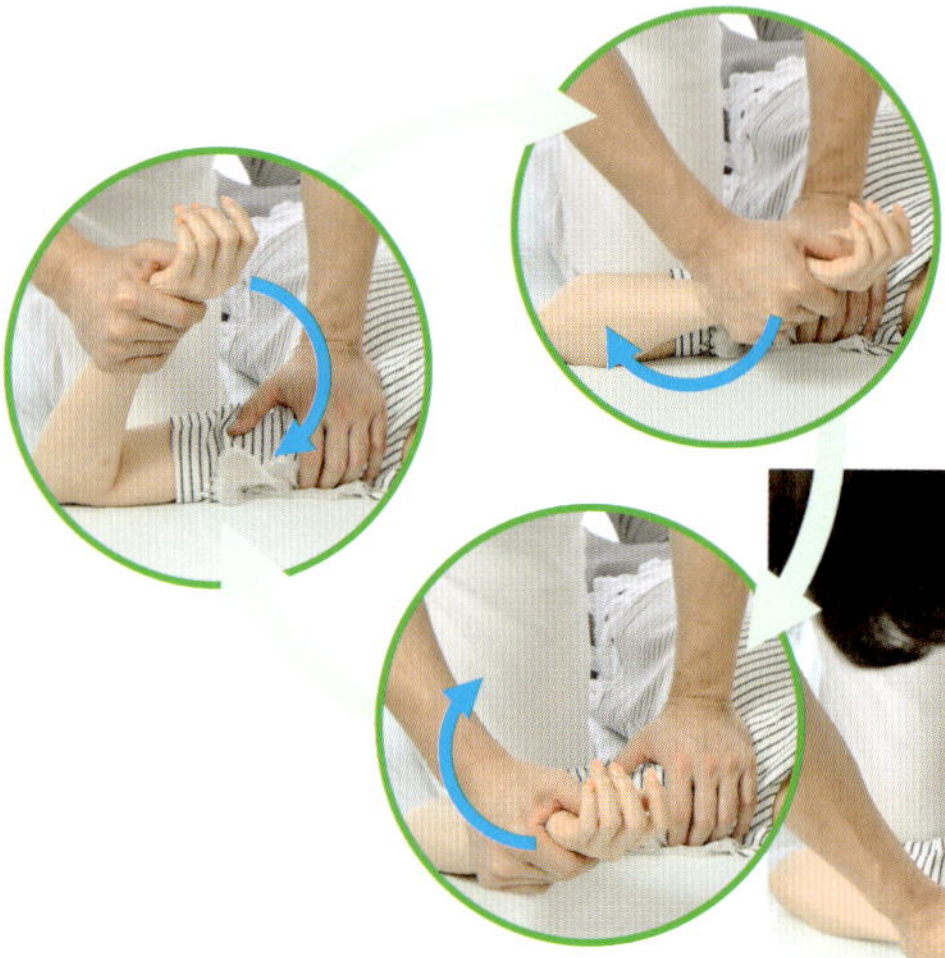

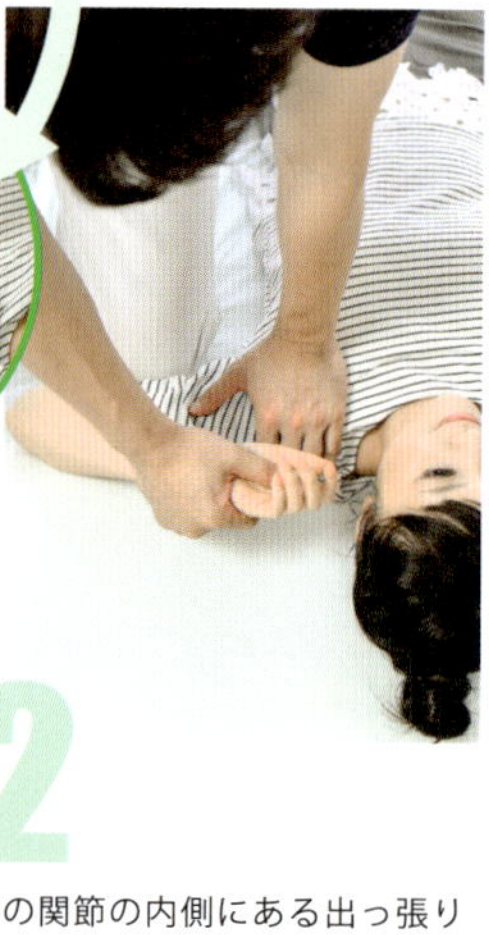

2

肩の関節の内側にある出っ張り（烏口突起、P.33 参照）を手のひらで包むように押さえます。このとき肘は曲げず、真上から圧がかかるようにします。もう一方の手で手首を軽く握り、手の指が耳をかすめて上に伸びるように回転させます。反対回しはしません。

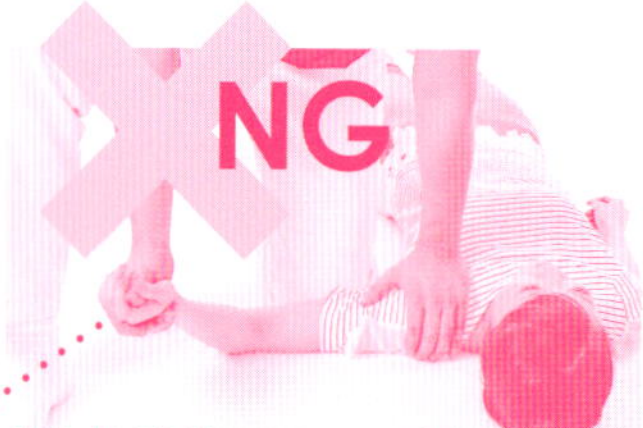

腕を広げすぎるのは NG。肘が 90 度以上に開かないように注意する

Check!

・内側から外側へ回す。反対回しはしない

10

〔肩〕

横向きになって肩甲骨を回す

★パートナー必要

★目安：後ろ回し↓前回し↓後ろ回し、それぞれ10回くらい×左右

1

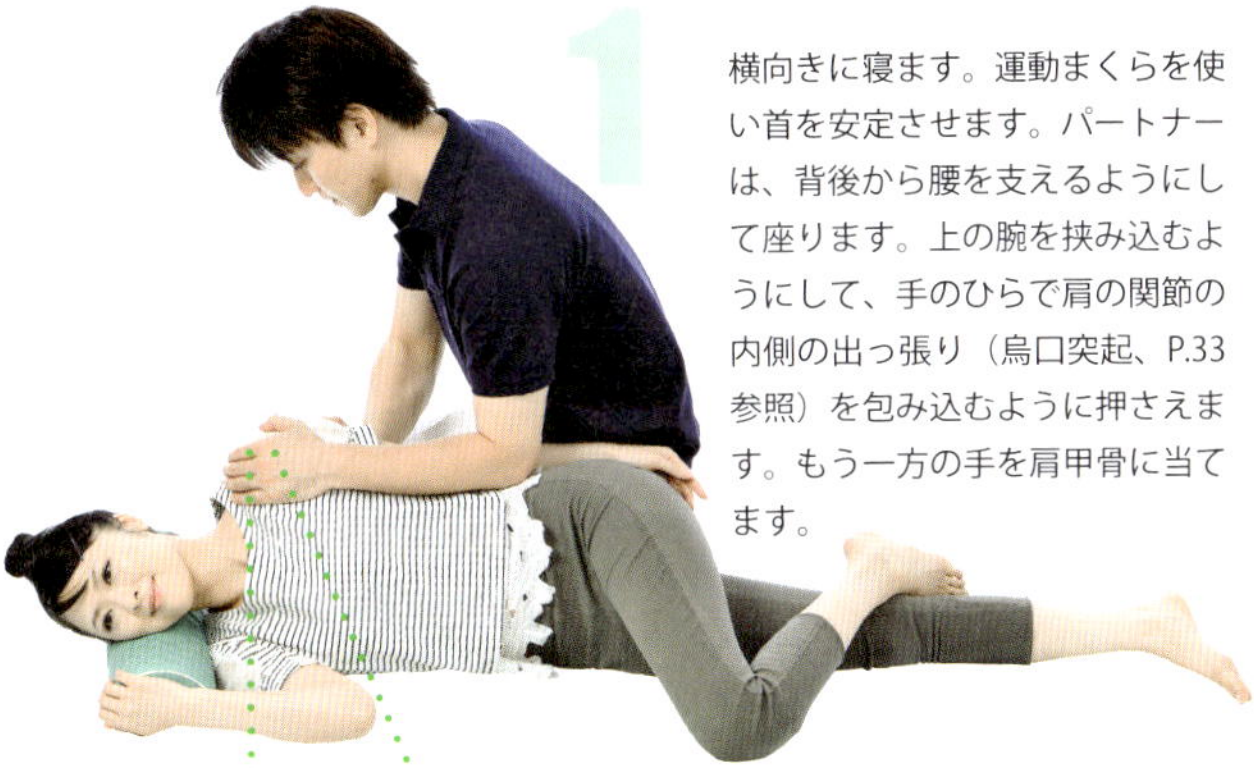

横向きに寝ます。運動まくらを使い首を安定させます。パートナーは、背後から腰を支えるようにして座ります。上の腕を挟み込むようにして、手のひらで肩の関節の内側の出っ張り（烏口突起、P.33参照）を包み込むように押さえます。もう一方の手を肩甲骨に当てます。

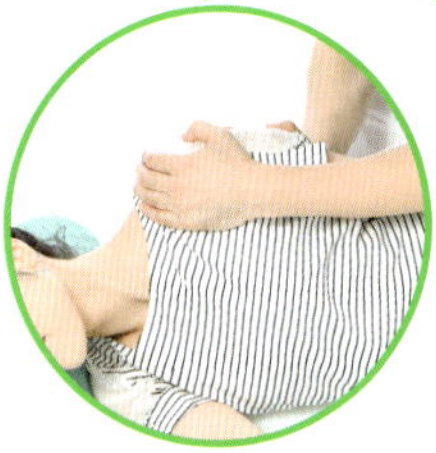

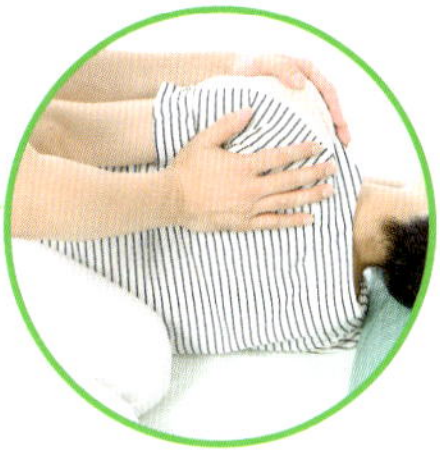

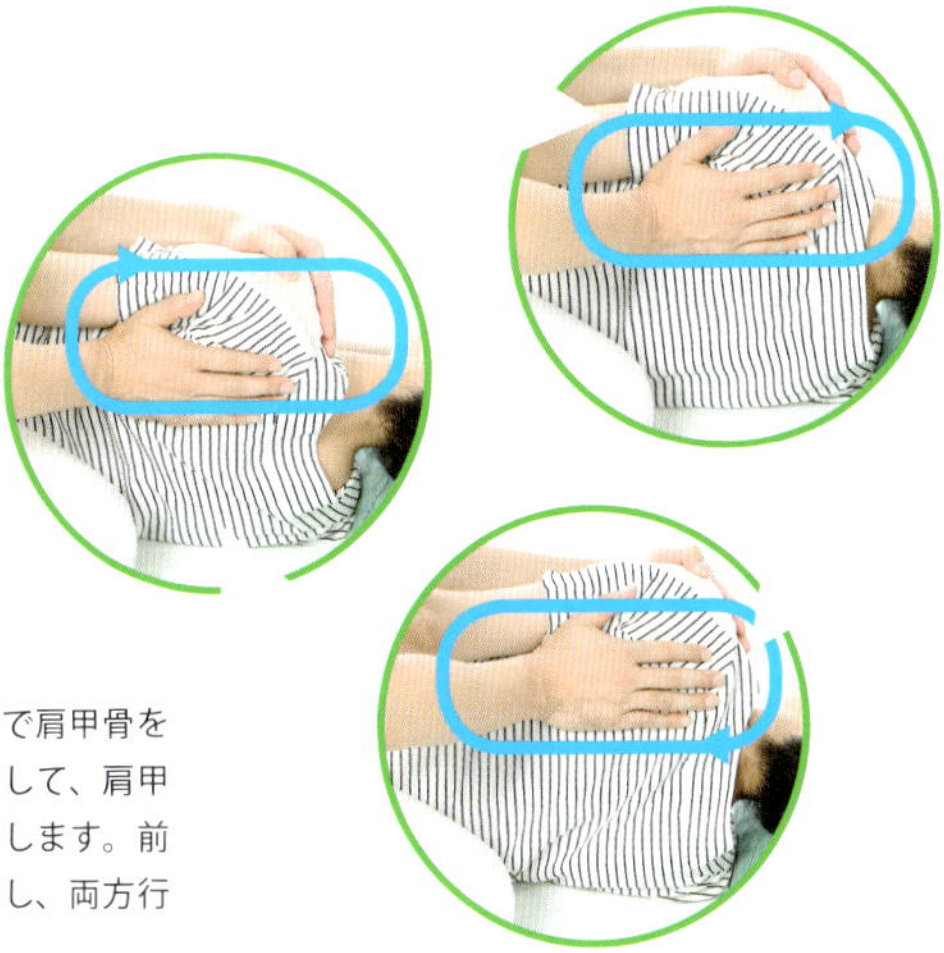

2

前後から両手で肩甲骨をはさむようにして、肩甲骨を大きく回します。前回し、後ろ回し、両方行います。

Check！

・パートナーは肘の角度を固定して、体全体で回すようにすると疲れない

11 〔肩〕

肩の押し比べ

★パートナー必要　★目安：2セット×左右

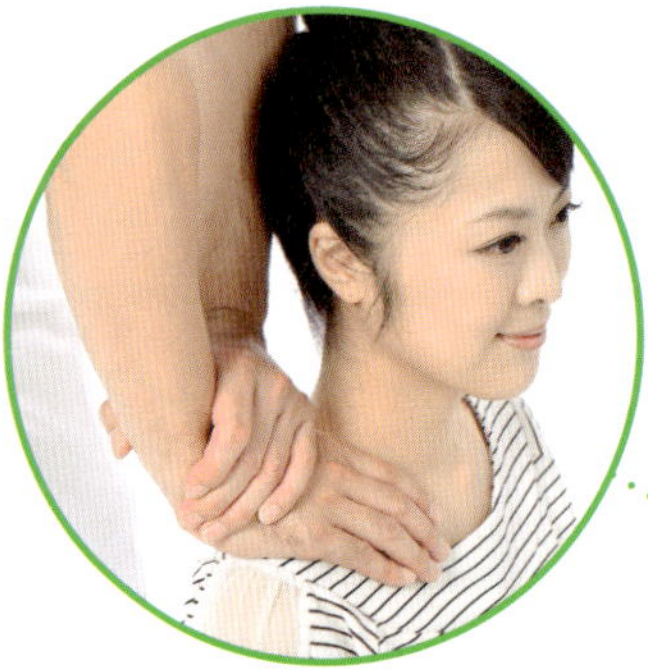

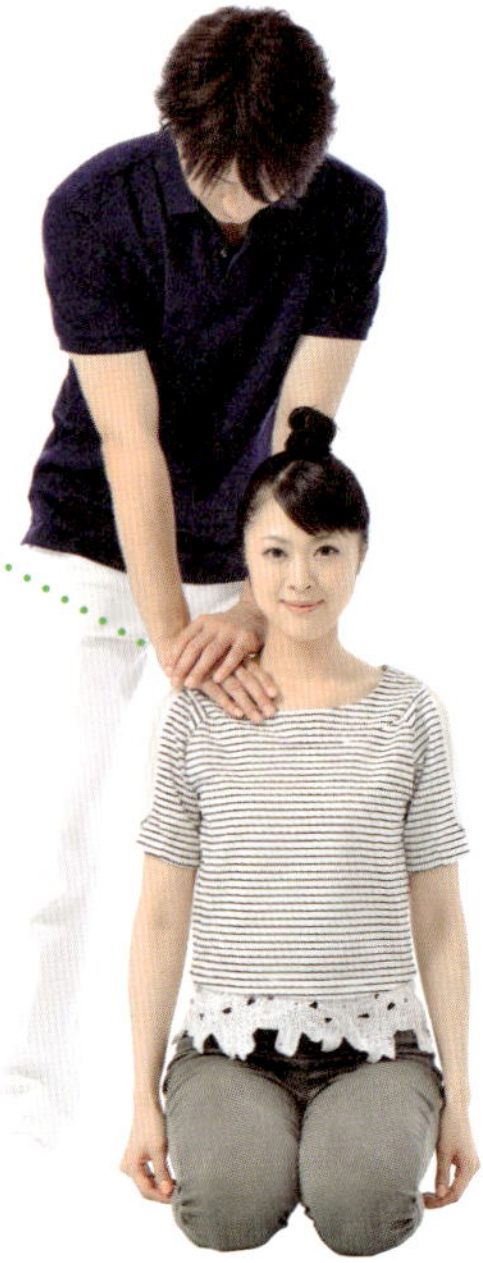

1

正座します。手は横にたらしてリラックスします。パートナーは背後から、肩に両手のひらを乗せます。右肩に乗せる場合は、右手が下、左手が上。

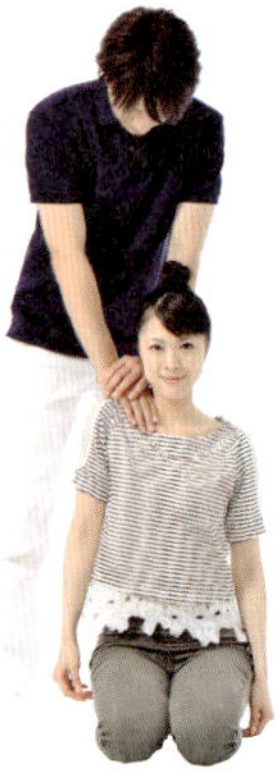

2

肩を上げられるところまで上げます。このとき肘が上がらないように、体全体が曲がらないようにして、肩だけを上げます。パートナーは肘を曲げないように気をつけます。

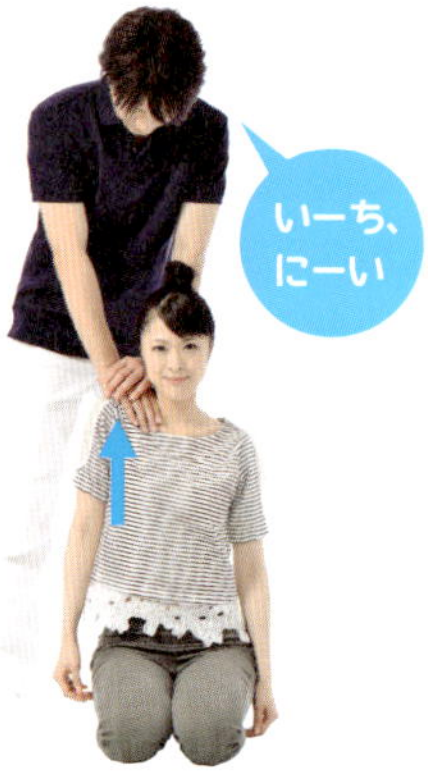

3

上がりきったところでパートナーが肩を押し、その状態をキープしたままゆっくり1、2、3と数えます。

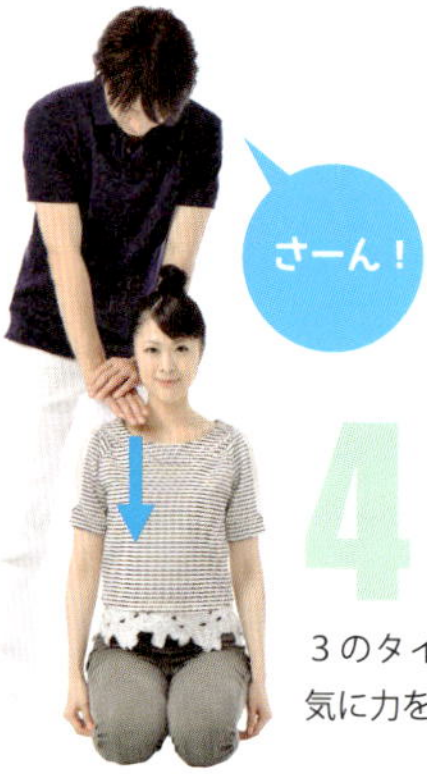

4

3のタイミングで一気に力を抜きます。

Check!

・一気に力を抜かないと効果が表れない
・やり終わったあとに普通に肩を上げ下げすると、とても軽く感じるはず

12 〔頭〕 頭蓋骨を締める

★ゴムバンドなしでも可能　★目安：数分間

1

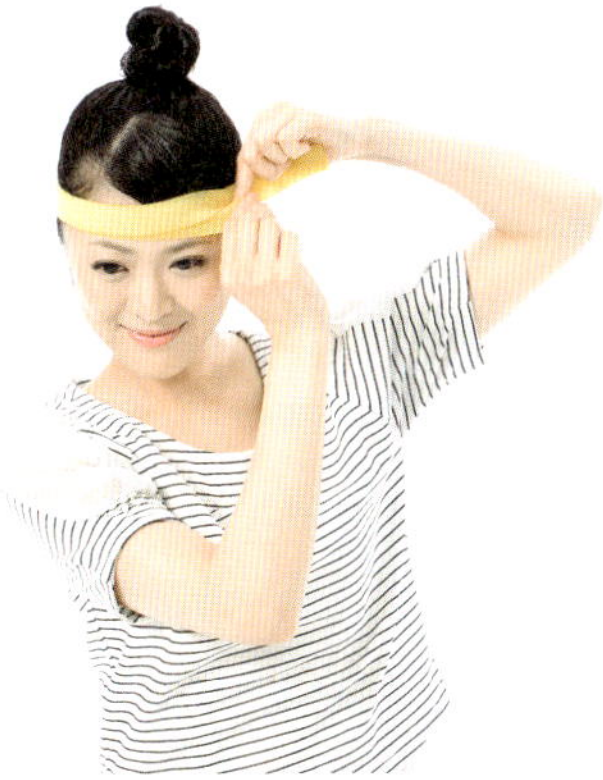

ゴムバンドを頭に巻きます。

2

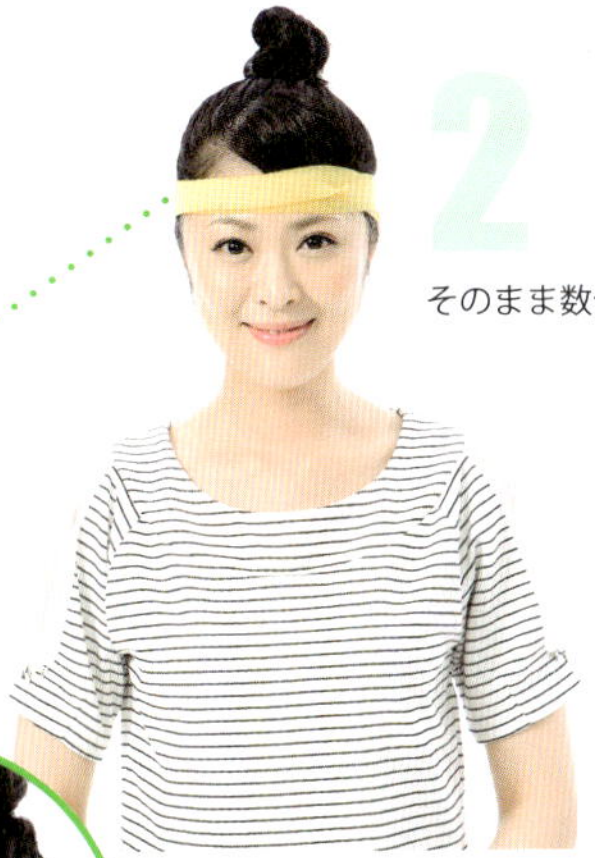

そのまま数分間待ちます。

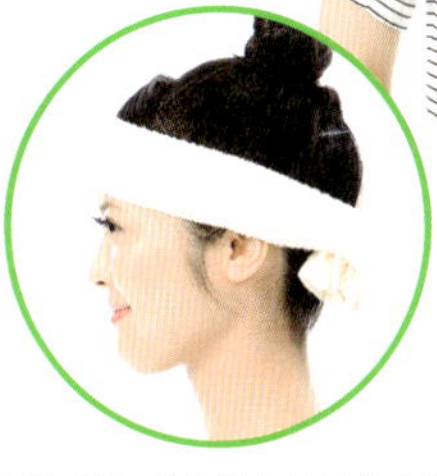

ゴムバンドの代わりにタオルをハチマキのように巻いても同様の効果が得られます。

3

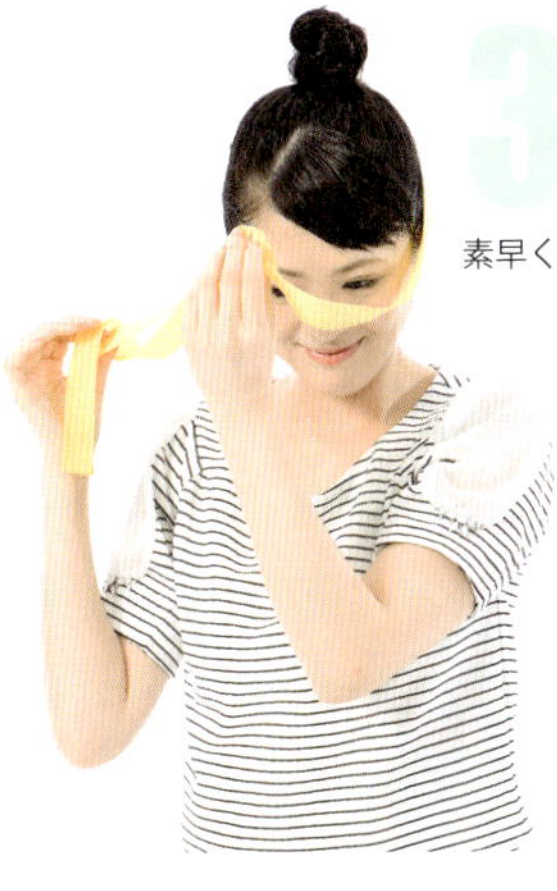

素早く外します。

Check!

・ゴムバンドをなるべく素早く外すと、老廃物が一気に流れて、頭がすっきりします

13

〔首〕

あおむけで首を左右に倒す

★目安：左右交互に合計20回くらい

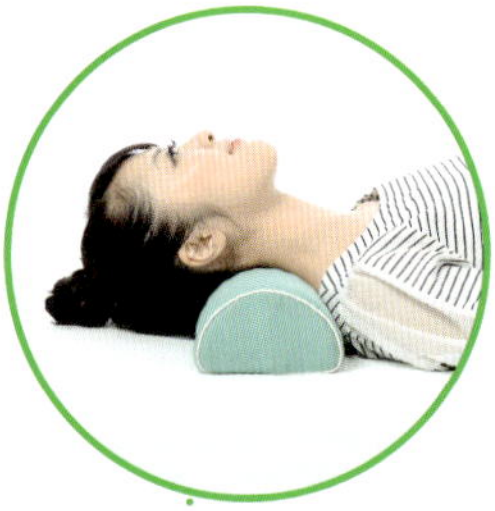

1

首の下に、首のわん曲に合うように運動まくらを置き、あおむけに寝ます。運動まくらが両肩にしっかり当たっていることを確認してください。

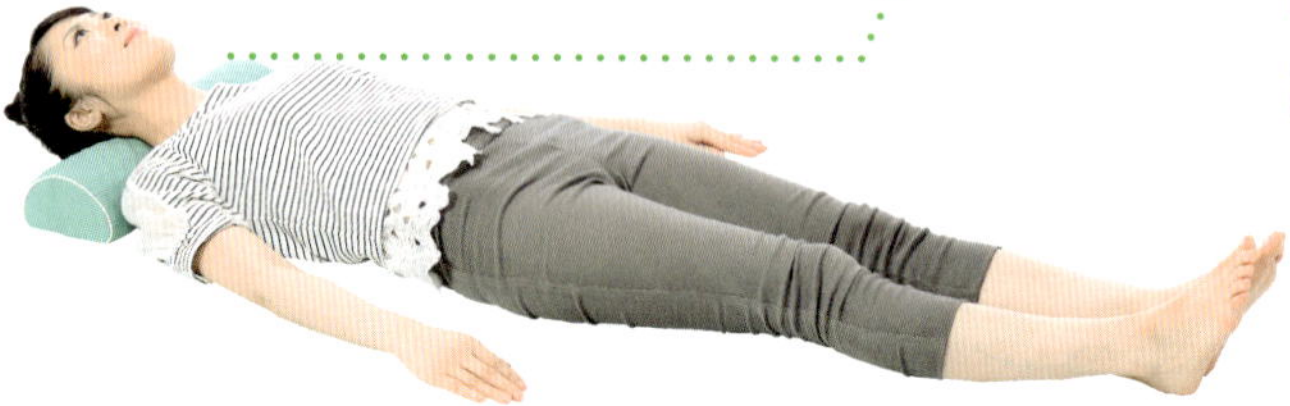

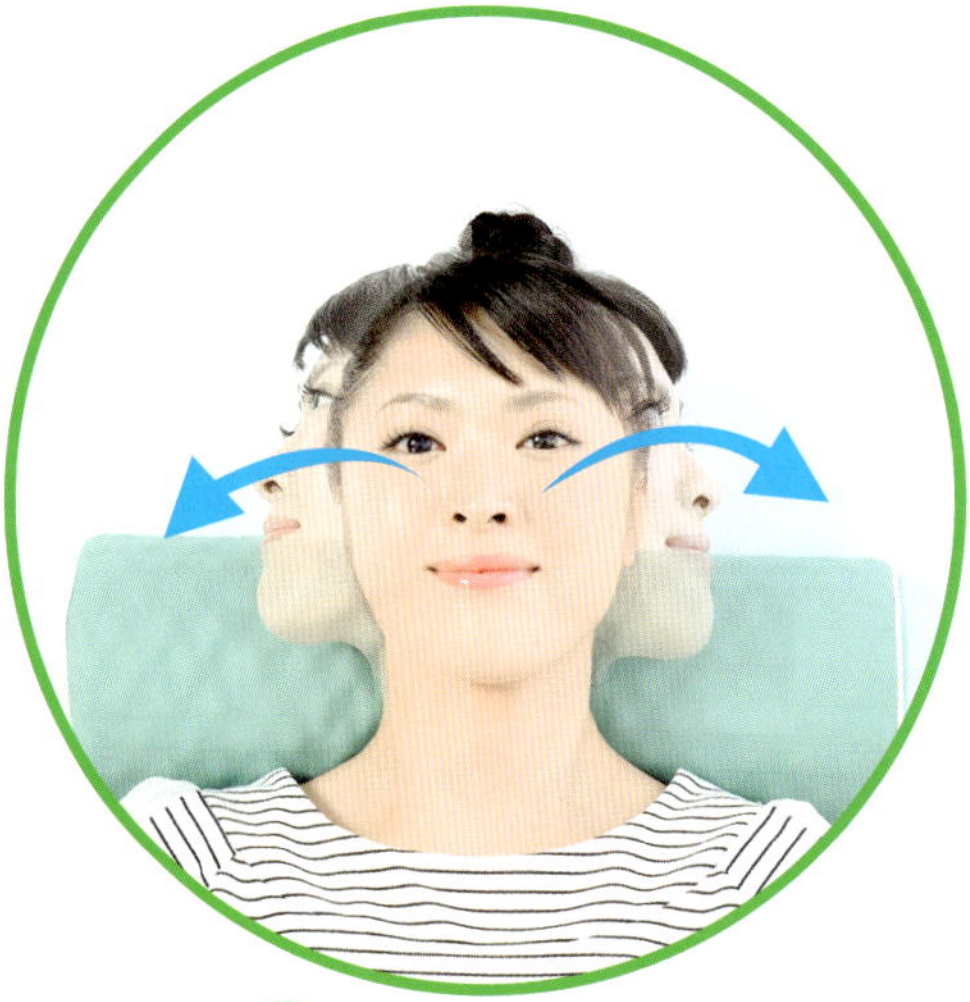

2

首のわん曲を運動まくらに沿わせたままで左右に倒します。一方に倒したら、真ん中に戻し、逆に倒したら、また真ん中に戻し、というように、1回1回の動作をゆっくり行います。

Check!

・頭自身の重さで首が引っ張られる感じをイメージする

14〔首〕うつぶせで首を左右に倒す

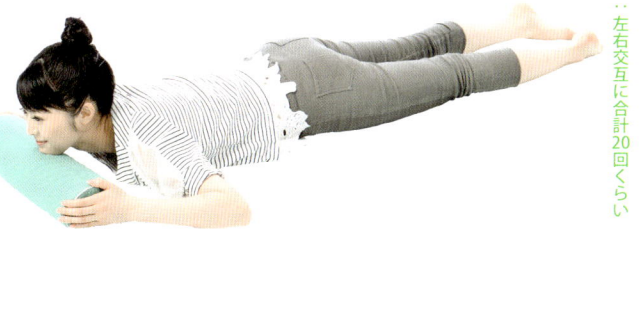

★目安：左右交互に合計20回くらい

1

あごの下に運動まくらを置いて、うつぶせで寝ます。

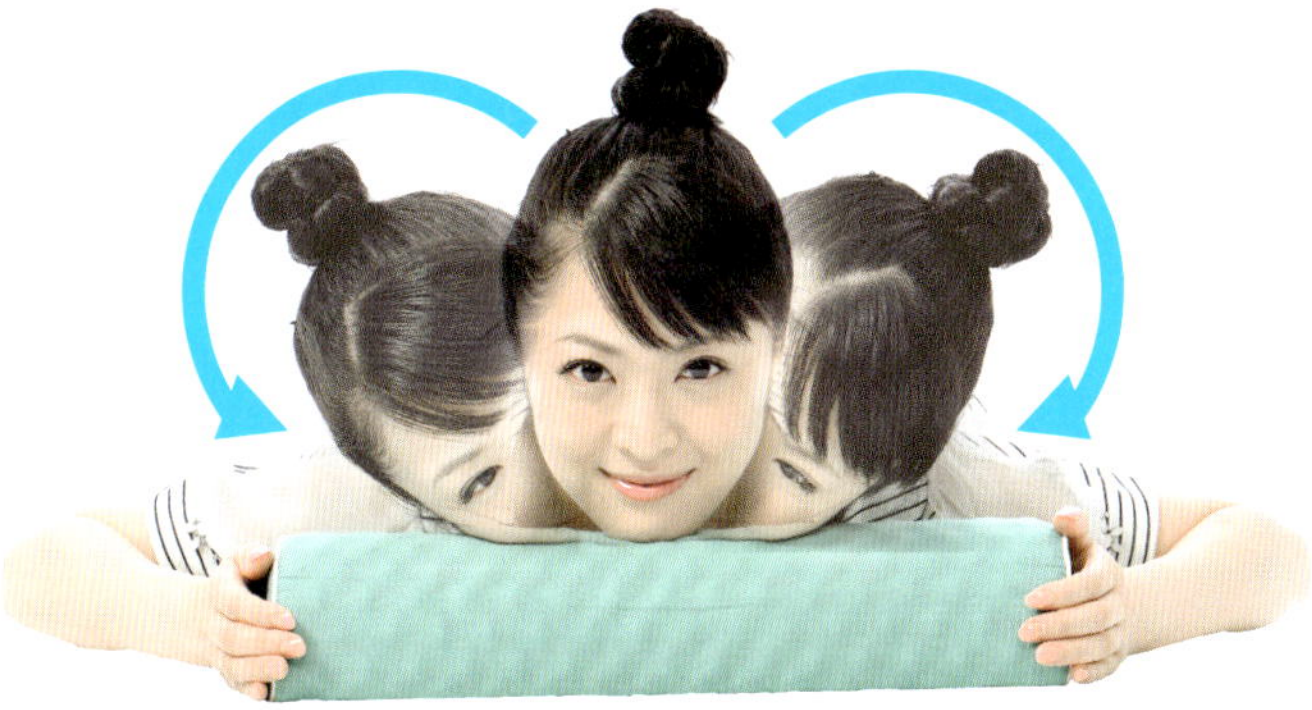

2

あごを支点にして、頭を左右に倒します。

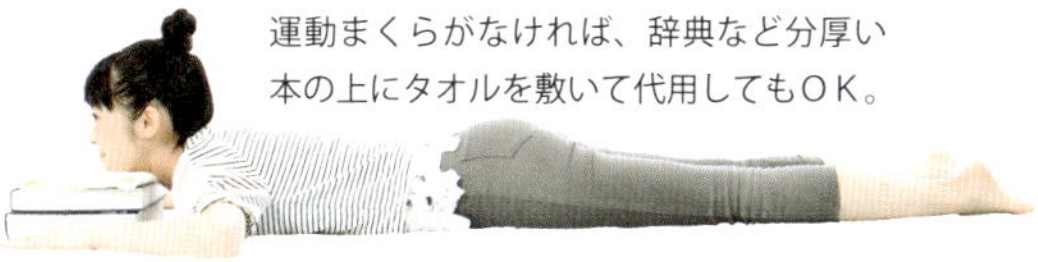

運動まくらがなければ、辞典など分厚い本の上にタオルを敷いて代用してもＯＫ。

15 〔足〕 足首を回転する

★パートナー必要　★目安：内回し・外回し、それぞれ10回くらい×左右

1

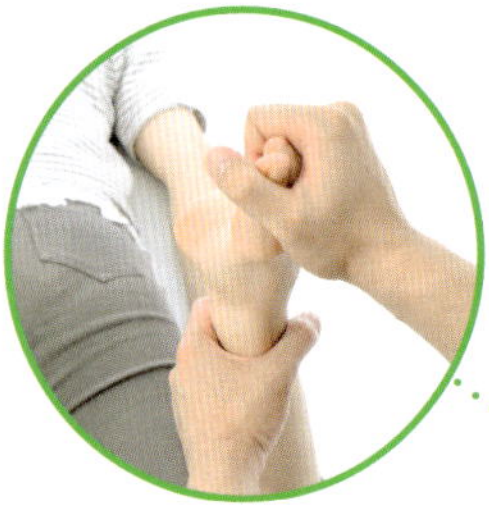

うつぶせに寝ます。パートナーは足元に、正座します。片足を90度に曲げて、片手で足首をしっかり固定し、もう一方の手で足の指を包み込むようにして握ります。

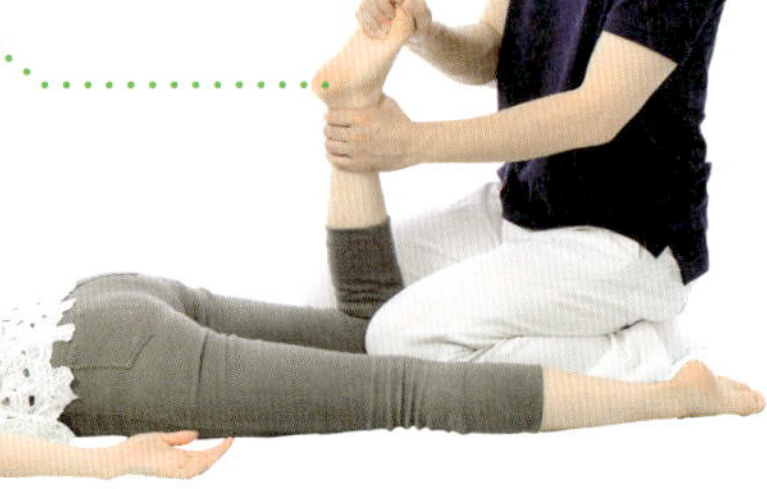

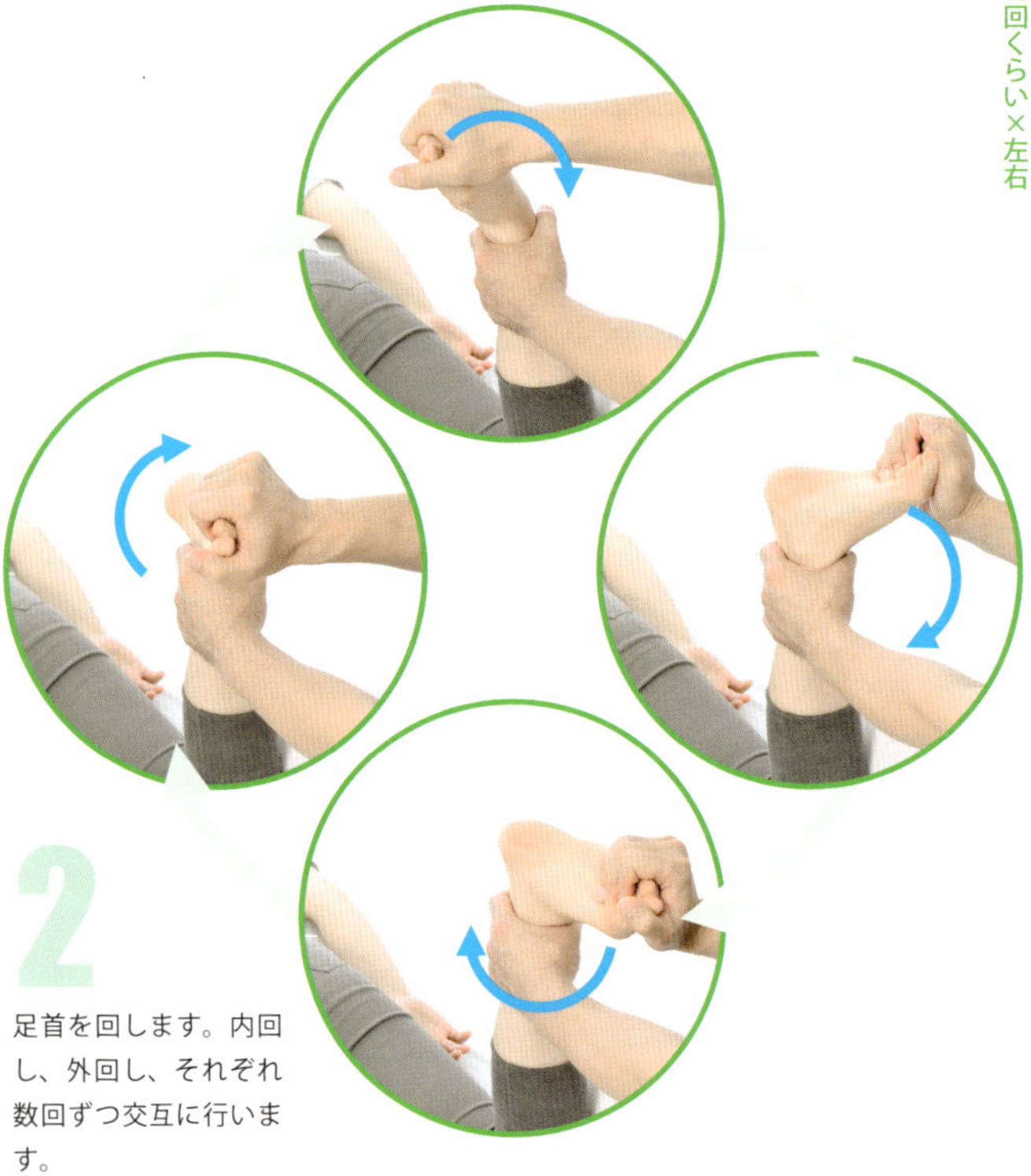

2

足首を回します。内回し、外回し、それぞれ数回ずつ交互に行います。

Check!

・次のページの「足の甲を伸ばす」をやるとさらに効果的

16 〔足〕足の甲を伸ばす

★パートナー必要　★目安：内回し・外回し、それぞれ10回くらい×左右

1

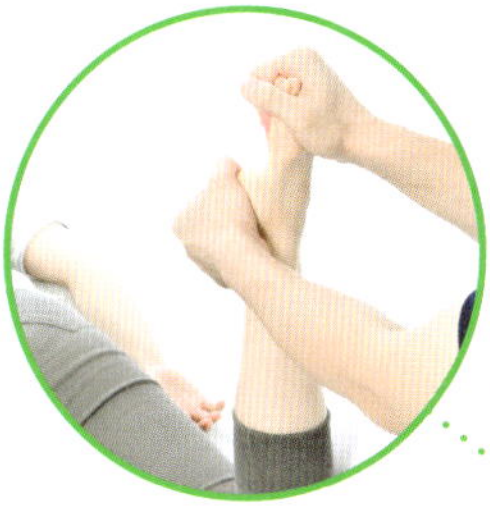

うつぶせに寝ます。パートナーは足元に、正座します。片足を90度に折って、片手でかかとをしっかり固定し、もう一方の手で足の指を包み込むようにして握ります。

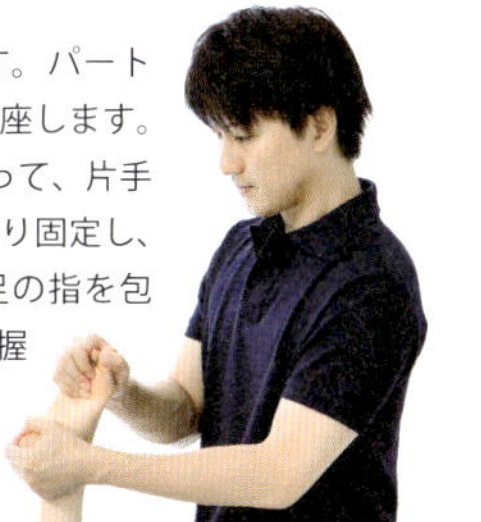

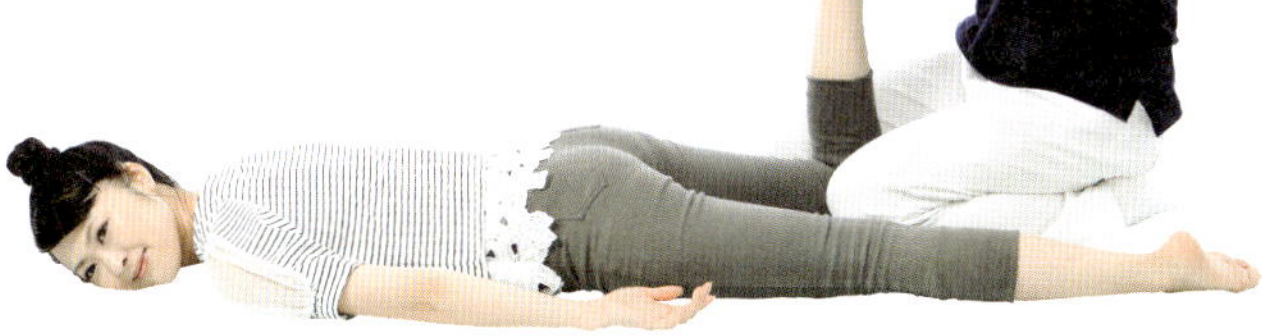

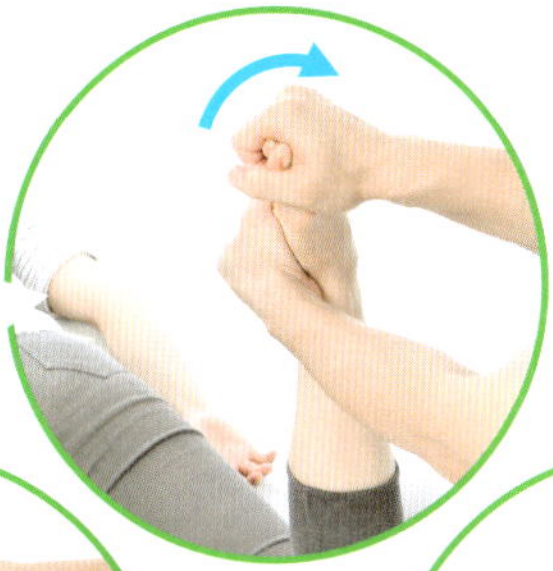

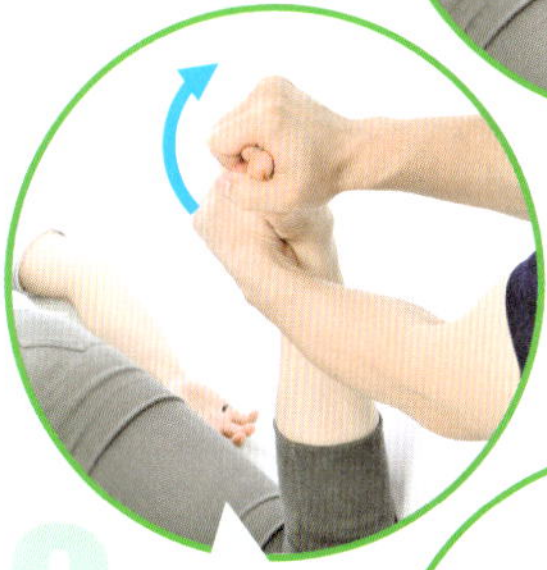

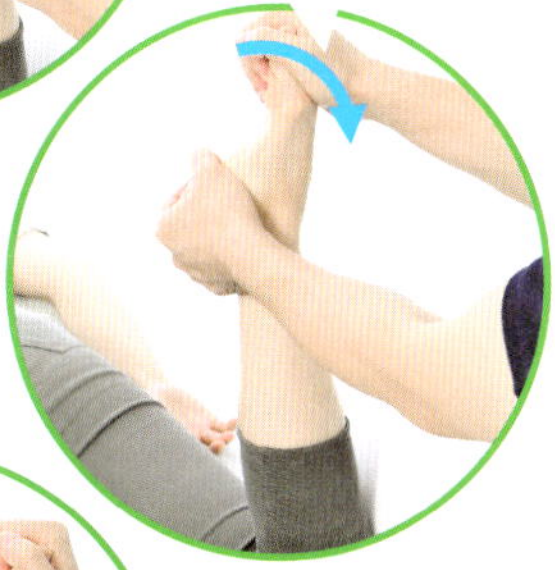

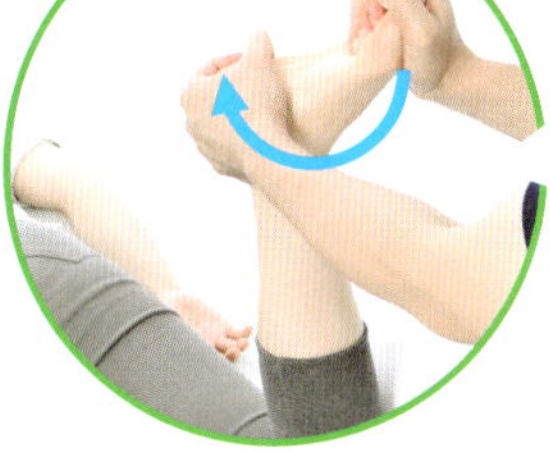

2

足の甲を押し上げるようなイメージで、足の甲を内側から伸ばすのと、外側から伸ばすのと両方数回ずつ交互に行います。

Check!

・前のページの「足首を回転する」のあとに連続して行うとさらに効果的

17

〔背骨全体〕

あおむけで背骨を左右にねじる

★ゴムバンドなしでも可能

★目安：腰から首まで1回

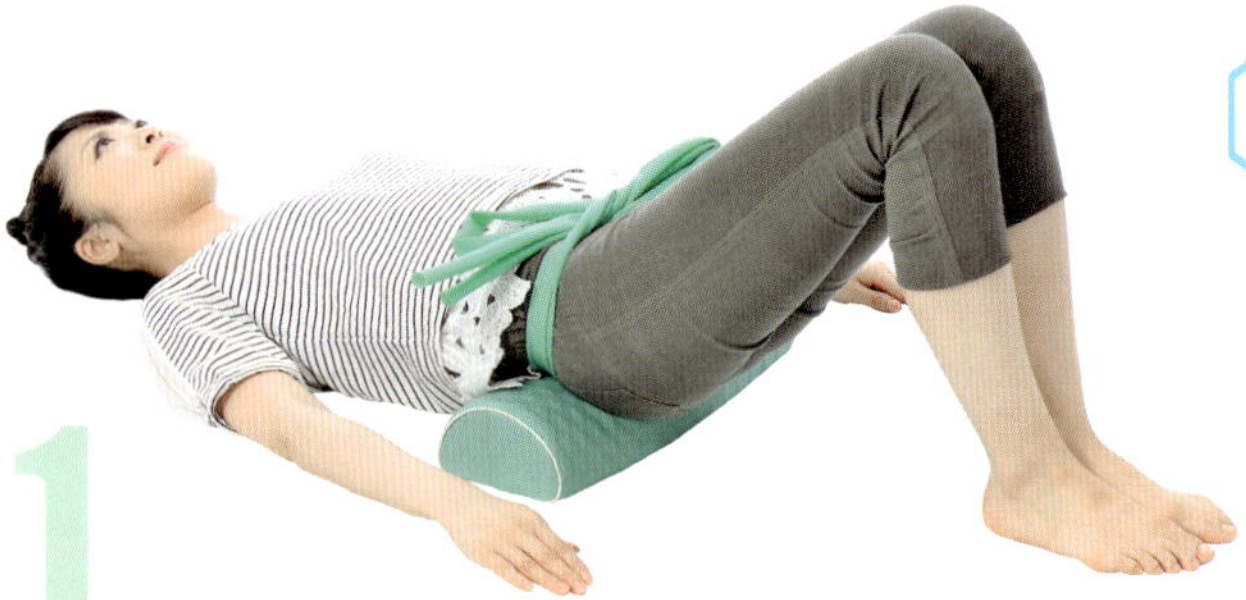

1

ゴムバンドがあれば腰に巻きます（P.63 参照）。お尻の下に運動まくらを敷き、両膝を合わせて立ててあおむけに寝ます。P.65「あおむけで膝を左右に倒す」のときとは違って、運動まくらは押さえません。

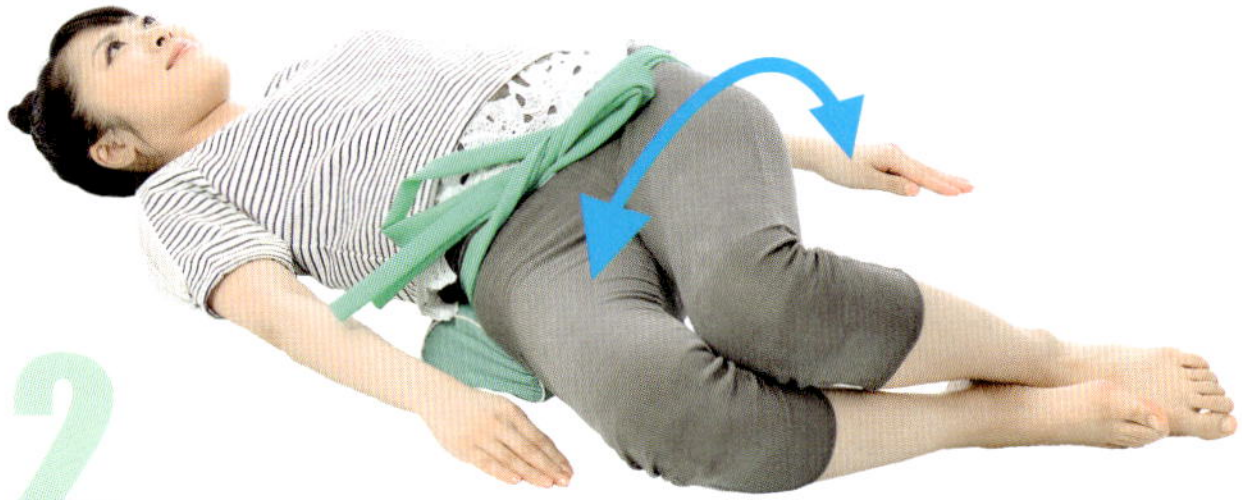

2

かかとの位置をできるだけずらさないようにして、膝を左右に倒します。すると、自然に体全体が下のほうに移動していきます。

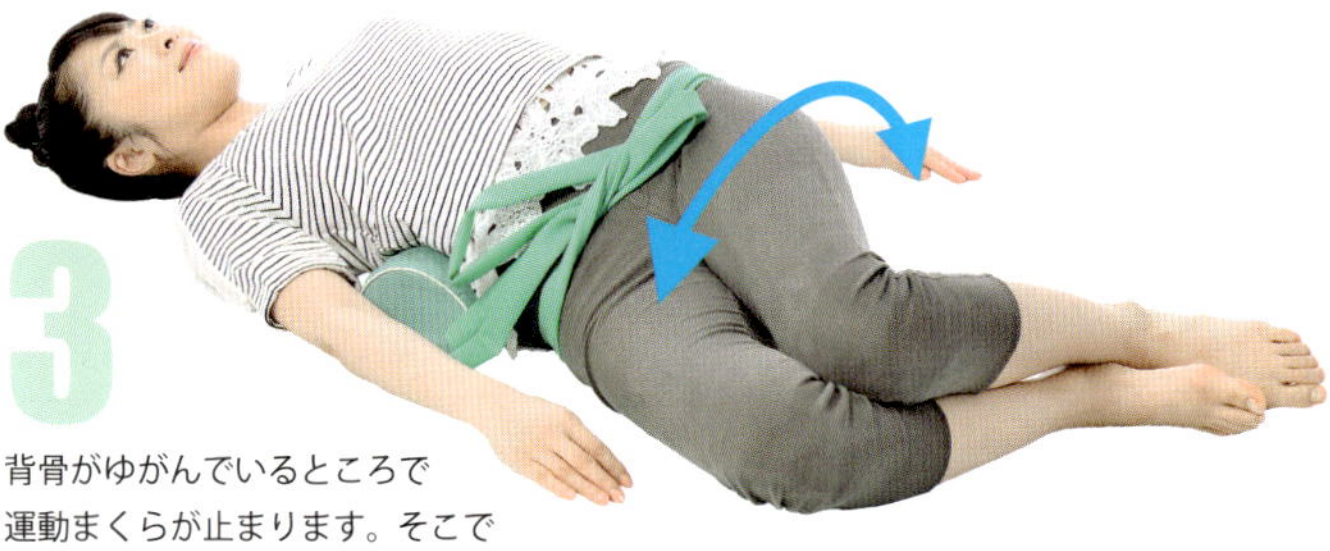

3

背骨がゆがんでいるところで運動まくらが止まります。そこでくり返し左右に膝を倒すとゆがみがとれて、また動き出します。

4

運動まくらが肩甲骨のところまできたら、膝を伸ばし気をつけの姿勢になります。手のひらを内側にしたままバンザイを３回します。このとき頭を床から離さないように注意してください。

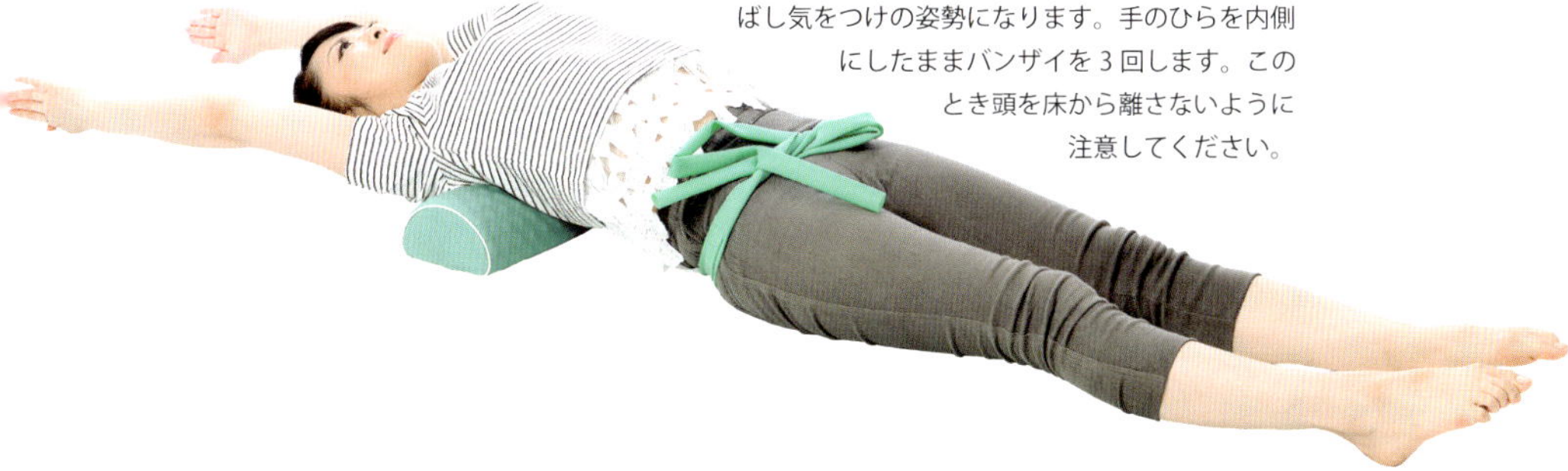

5

再び膝を曲げ、さらにくり返し左右に倒して、運動まくらが首まできたらストップします。

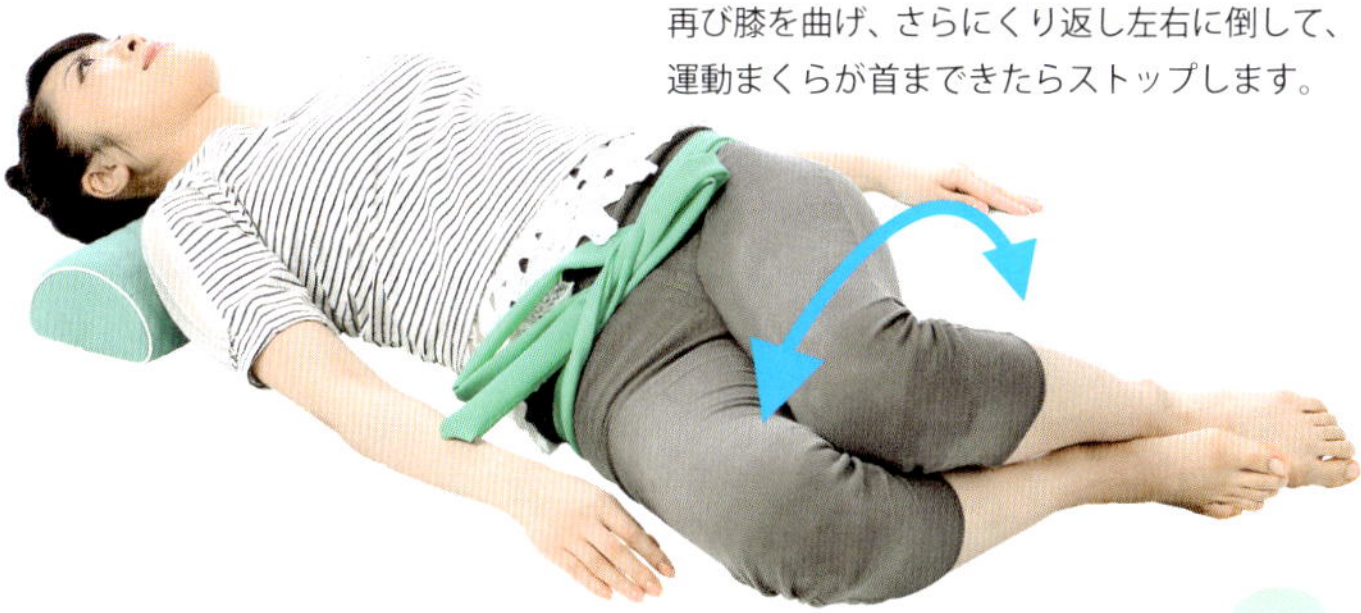

6

運動まくらが両肩にしっかり当たっていることを確認し、足を伸ばします。P.78「あおむけで首を左右に倒す」と同じ要領で、あごを中心として、首を運動まくらに沿わせたままで左右に倒します（左右それぞれ十回ほど）。戻すときは脱力。頭の重さで首の骨をけん引するイメージです。

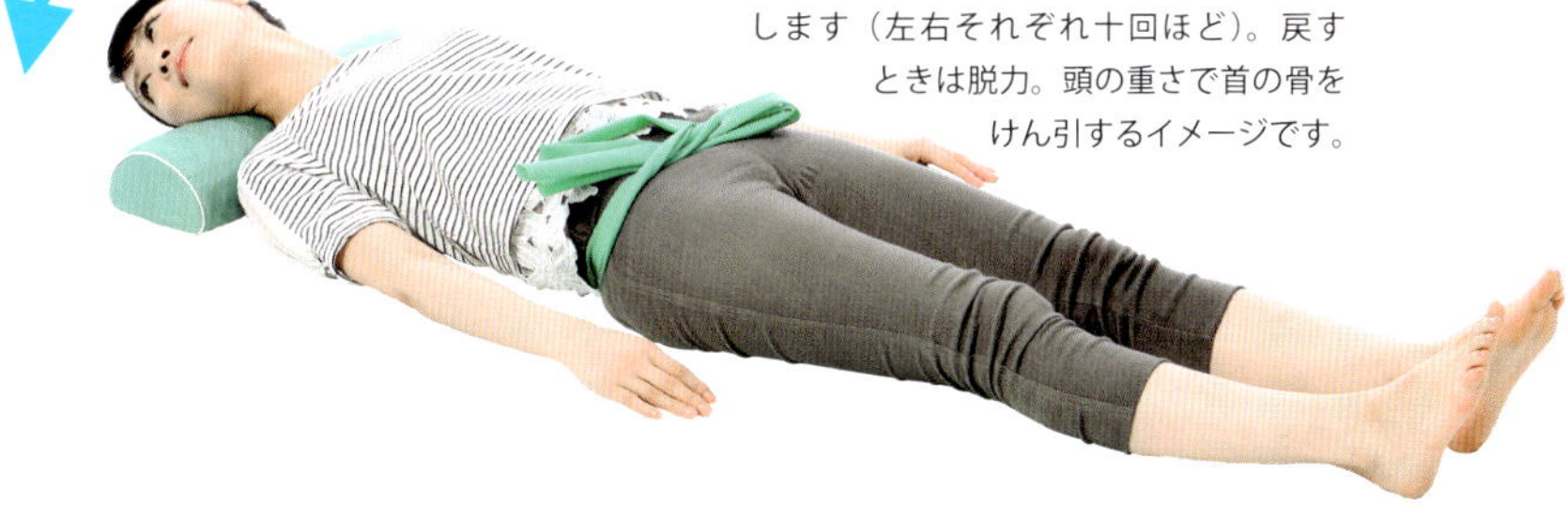

美容

第6章 小顔、くびれ、美脚、バスト&ヒップに効くエクササイズ12

※体操の方法は、全健会の動画サイト（zenkenkai.tv）でも見ることができます。
誌面では動きのわかりにくいところに関しては、動画をチェックしてみてください。

お話を聞いた先生
松本 まち先生

施術歴17年。奈良県で「エステ in カイロ恵」を運営。全国健康生活普及会優秀A級カイロプラクター、米国カイロプラクティック医師学会会員、日本カイロプラクティック連合会講師。アメリカのテキサスカイロプラクティック大学での研修も修了。

なぜカイロプラクティックで「美」を目指せるのか

おおた　全健会のカイロプラクティックには「美容カイロ」というのがあると聞きました。カイロプラクティックがどうして美容につながるのですか？

先生　骨のゆがみを正すことで、体全体の調和を保つ力を最大限に発揮できるようにするというのがカイロプラクティックの基本思想です。骨のゆがみをなおせば内臓の働きも良くなることはすでにご理解されましたよね。

おおた　はい。

先生　同じ理屈で、骨のゆがみをなおせば、健康な肌を目指せます。皮膚は人間の体の中で、最大の独立した臓器ですから。

おおた　骨のゆがみをなおせば美肌につながるということですね。

先生　美肌を目指したいからといって、いくら外側から栄養素をすりこんだりしわをのばしたりしても、体の内側の機能が衰えていたら効果は限定的です。その点「美容カイロ」では、まず骨のゆがみをなおし、体の調整機能を活発にしてから、エステの施術を行うので効果が表れやすいのです。

おおた　体の内側から美しくなるということですね。
先生　骨のゆがみをなおして、姿勢を良くするだけでもスタイルが良く見える効果があります。おおたさん、ちょっと意識して姿勢を良くしてみてください。
おおた　はい。こうですか？
先生　ほら、背筋を伸ばして前を見るだけで、胸が開いて、おなかが引っ込みましたよね。おなか、わざとへこましているわけではないでしょう？
おおた　はい。特におなかに力を入れているわけではありません。
先生　骨のゆがみが戻って、自然にいい姿勢が保てるようになると、自然にスタイルが良くなるのです。それだけではありません。姿勢がいいと、全身の筋肉がリラックスします。首や顔面の筋肉もリラックスします。筋肉がリラックスして弾力性が戻ると、リンパの流れが良くなり、老廃物が流れ、むくみも消えます。それだけで顔の印象も全然違ってきます。
おおた　いわゆる小顔ってやつですね。顔の大きさなんて変わらないだろうと思っていたのですが、そういう理屈だったのですね。
先生　それでは、自宅で気軽にできる美容体操を、目的の部位別に紹介していきましょう。

01

〔小顔〕あおむけで首を左右に倒す

★目安：「正面、左、正面、右、正面」を1セットとして3セット

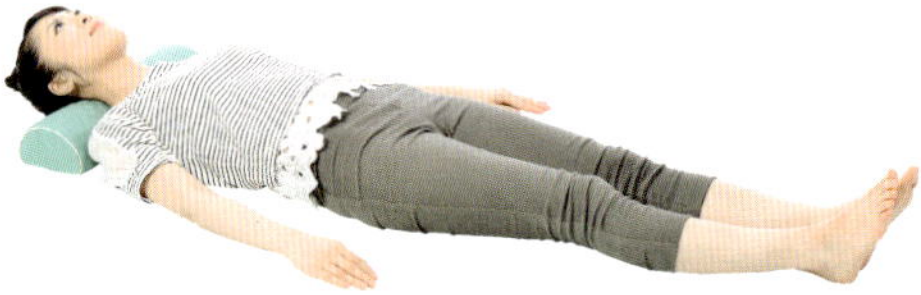

1

首の下に、首のわん曲に合うように、運動まくらを置き、あおむけに寝ます。運動まくらが両肩にしっかり当たっていることを確認してください。

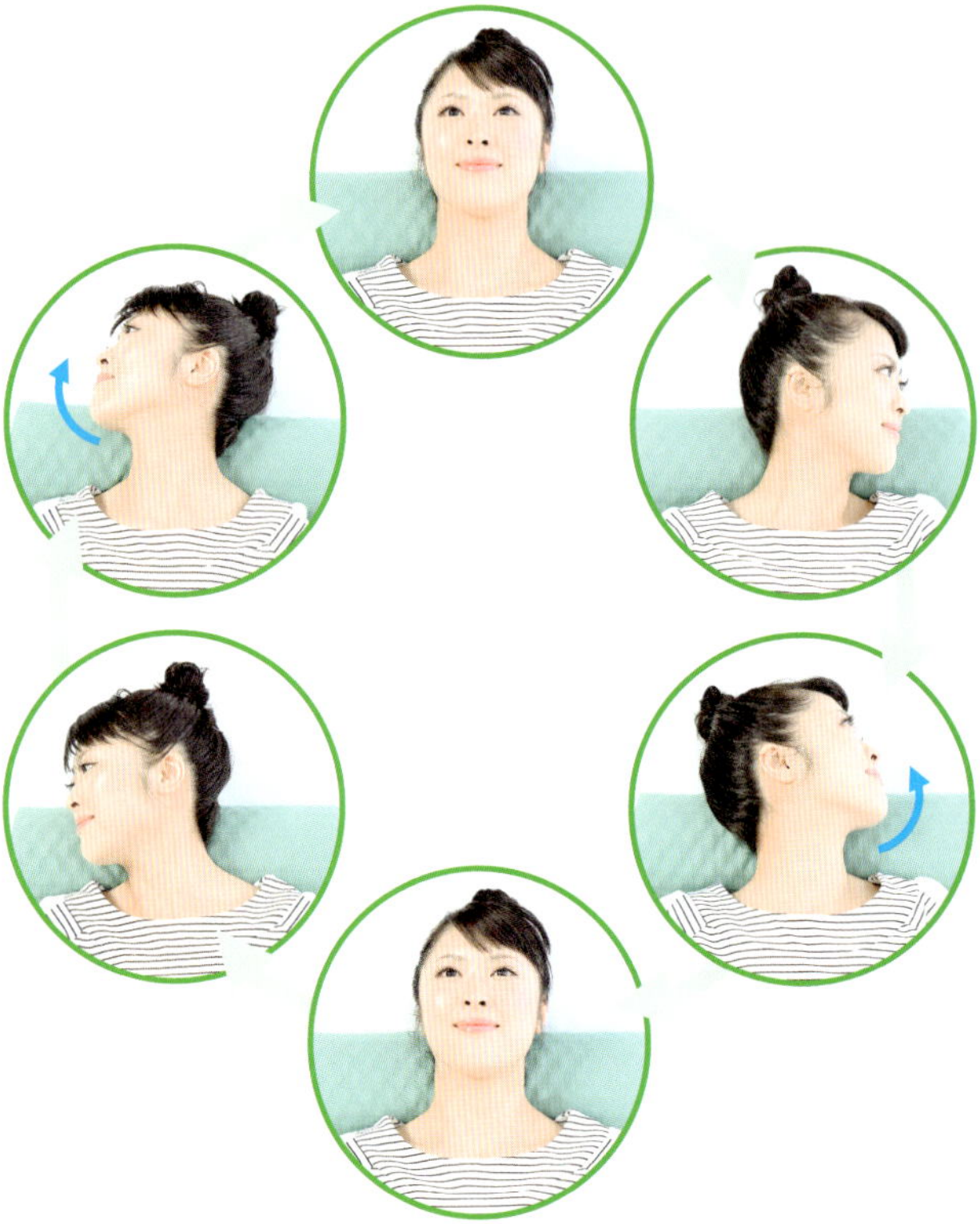

2

首を運動まくらに沿わせたままで左右に倒します。

3

倒した状態から、さらに、あごを上げて首を伸ばします。その状態で3秒間キープします。3秒たったら脱力し、首を正面に戻します。

Check!

・逆に倒して伸ばしたら、また真ん中に戻し、というように、1回1回の動作をゆっくり行う
・首に力が入りすぎないように注意する

02
〔小顔〕うつぶせで首を左右に倒す

★目安：左右交互に合計20回くらい

1

あごの下に運動まくらを置いて、うつぶせで寝ます。

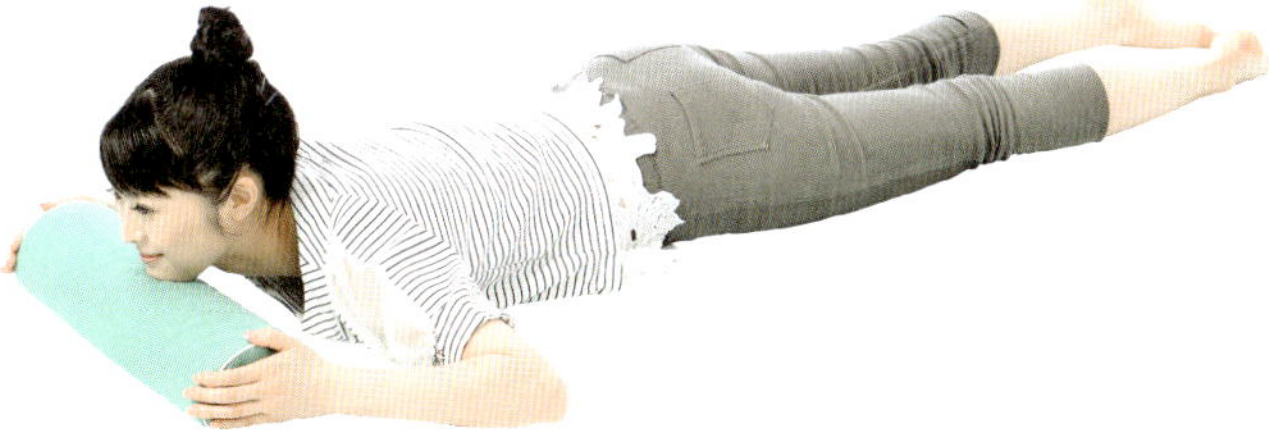

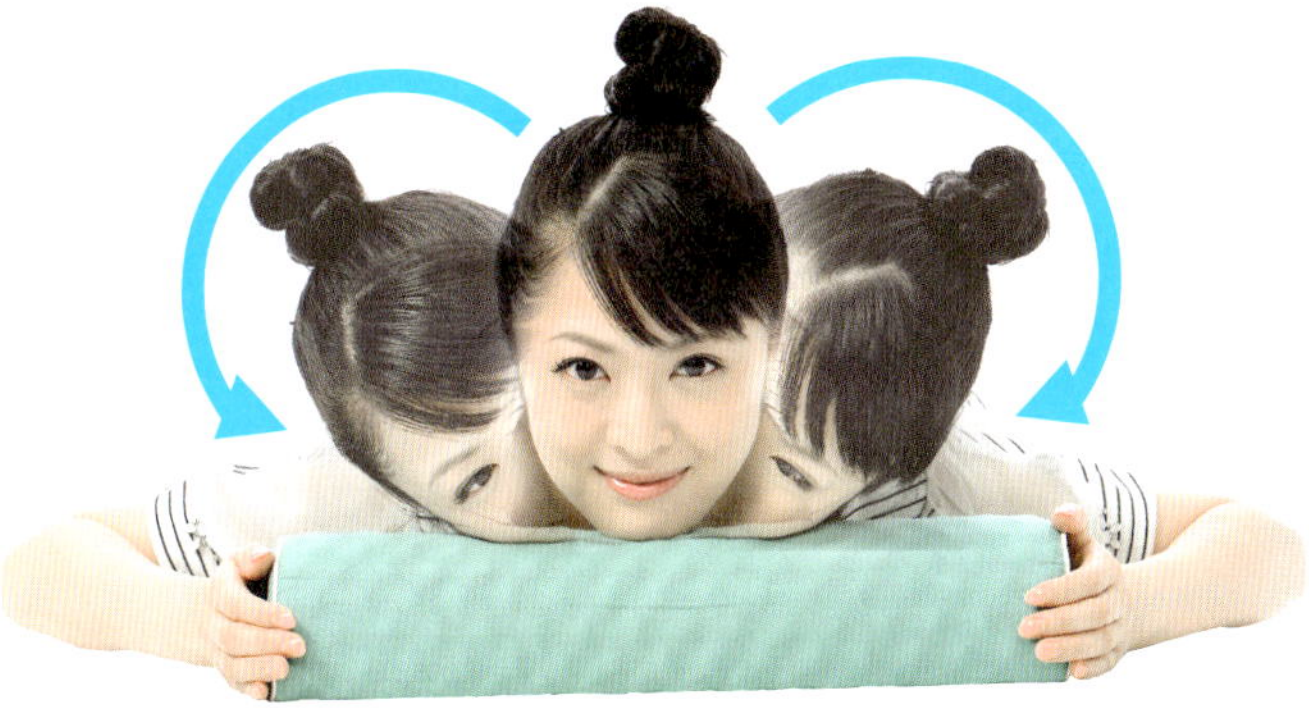

2

あごを支点にして、頭を左右に倒します。

03

〔小顔〕タオルを使って首を伸ばす

★目安：1~2分程度

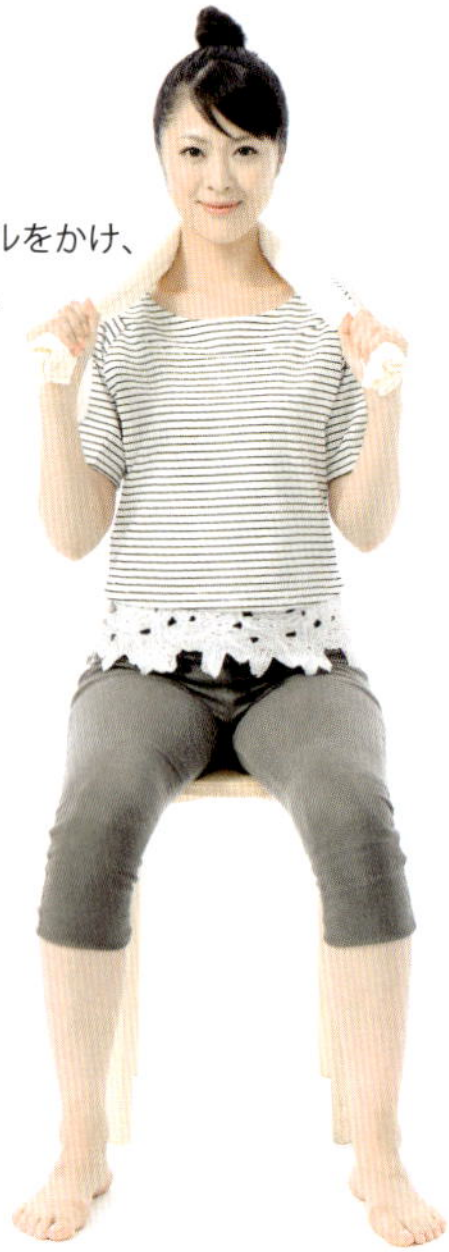

1

首の後ろにタオルをかけ、ピンと張ります。

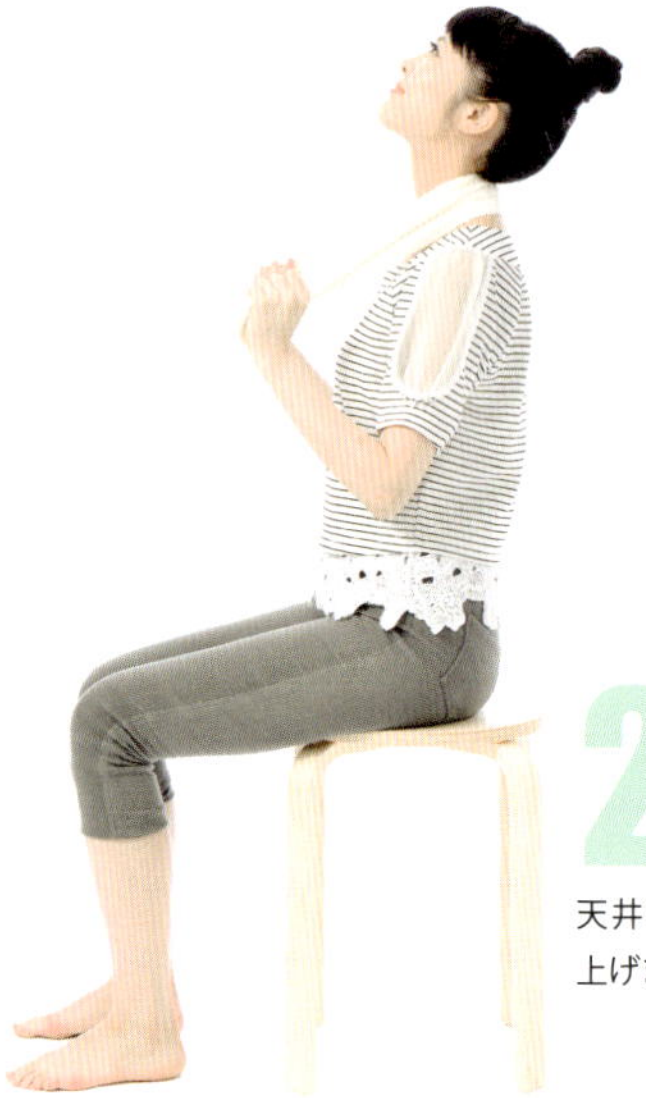

2

天井を見るようにあごを上げます。

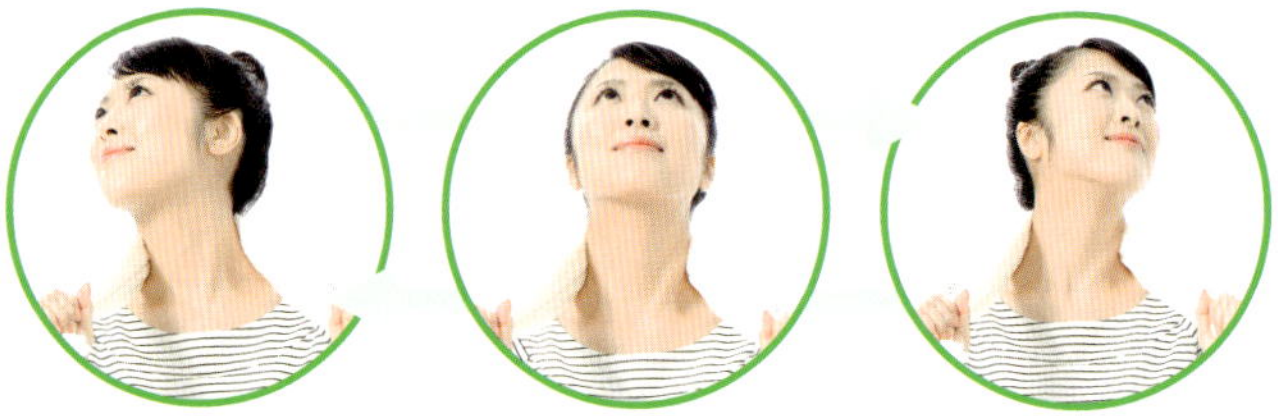

3

あごを上げたまま、首を左右に倒します。真ん中で一度止めます。

04 〔くびれ〕うつぶせで膝を曲げ足を左右に倒す

★ゴムバンドなしでも可能　★目安：左右交互に合計20回くらい

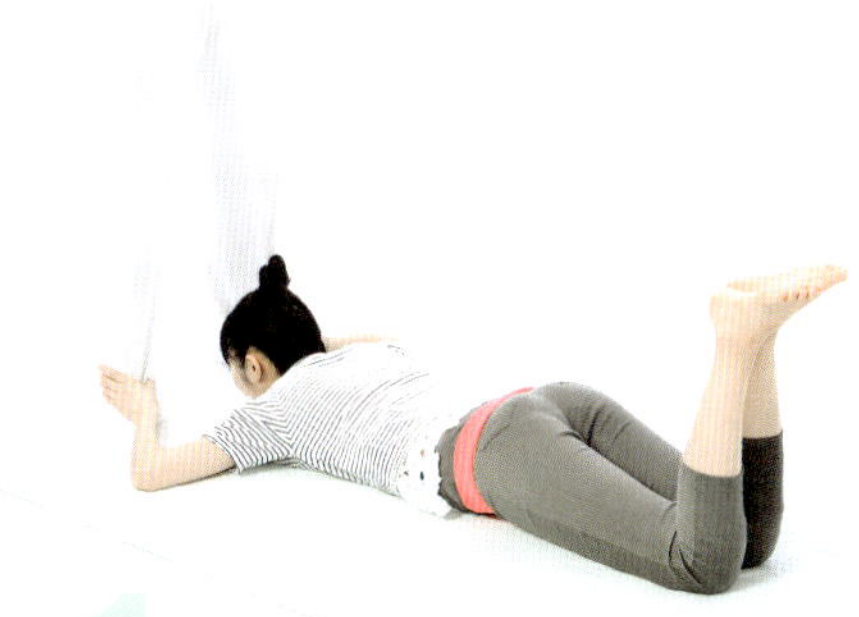

1

ゴムバンドがあれば腰に巻きます（P.63 参照）。動かない柱もしくはパートナーの足などにつかまり、うつぶせに寝ます。膝を 90 度に曲げます。

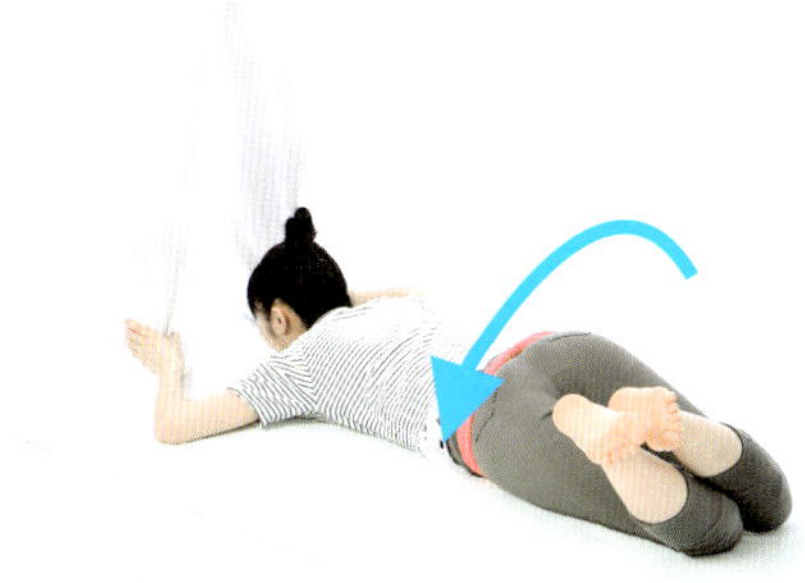

2

足を左右に倒せるだけ倒します。

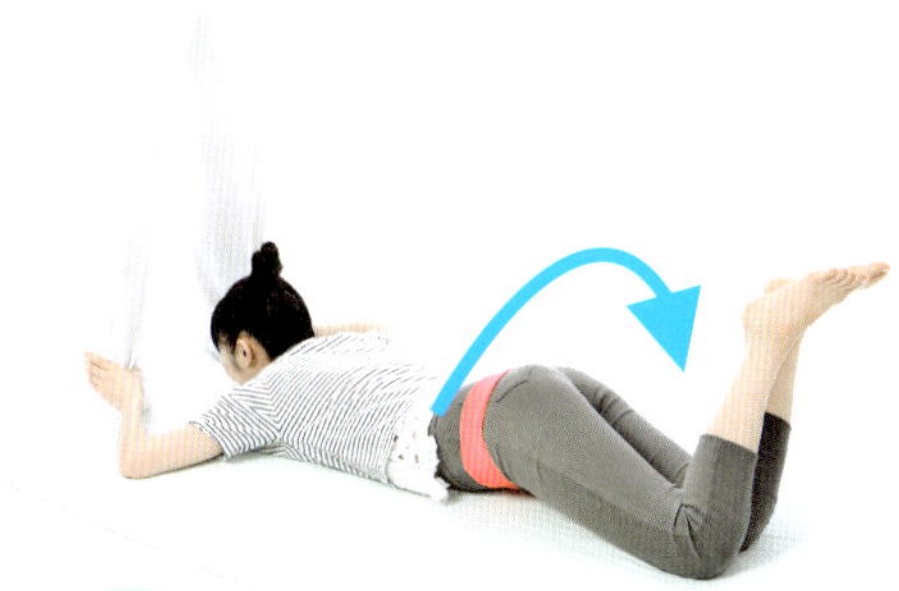

3

同様に逆側にも倒します。左右交互にくり返します。

05

〔くびれ〕

体を真横に倒す

★目安：左右交互に合計20回くらい

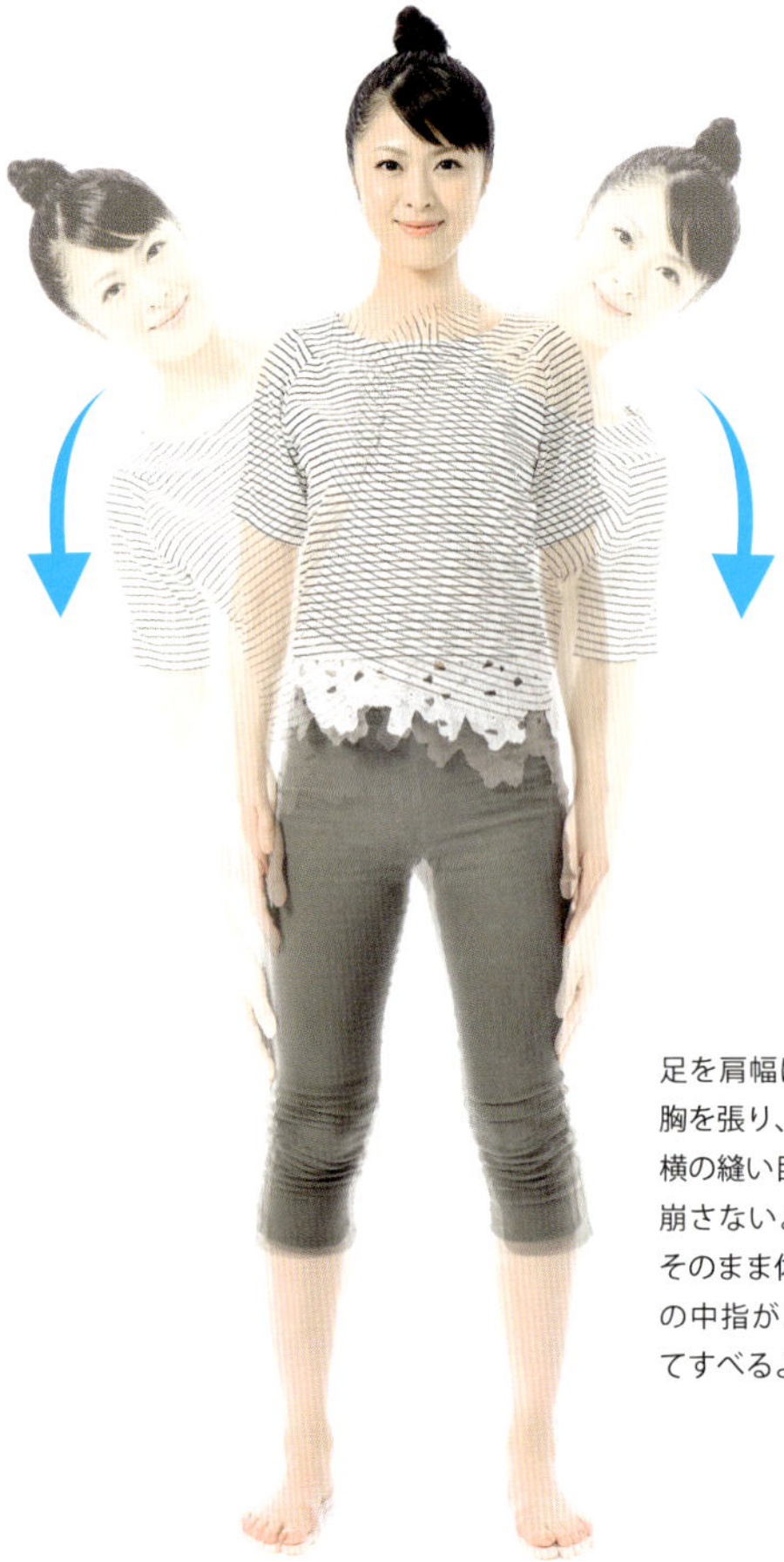

足を肩幅に開き、背筋を伸ばし、胸を張り、両手の中指をズボンの横の縫い目に合わせます。姿勢を崩さないように気をつけながら、そのまま体を横に倒します。両手の中指がズボンの縫い目にそってすべるようにします。

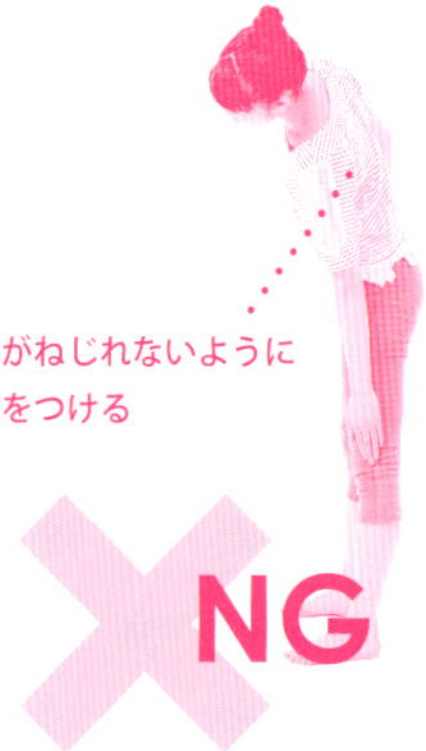
体がねじれないように
気をつける
NG

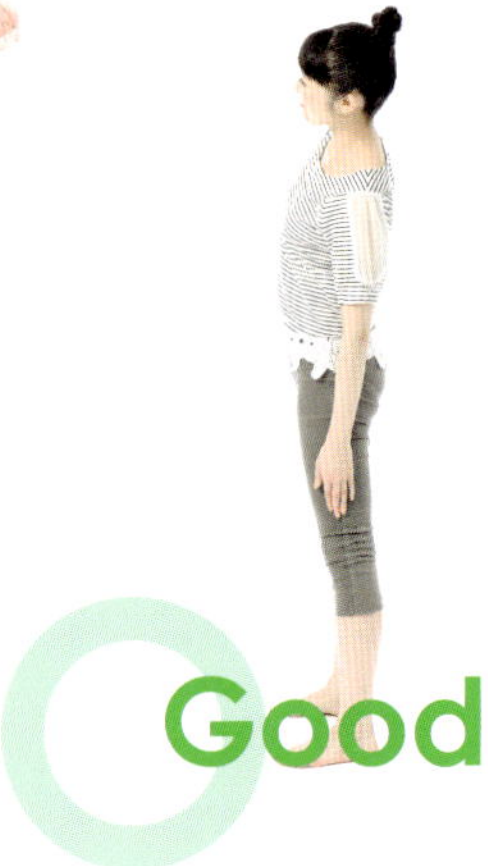
Good

06

〔くびれ〕

腕を左右に振って体に巻き付ける

★目安：左右交互に合計20回くらい

1

足を肩幅に開き、背筋を伸ばし、胸を張ります。

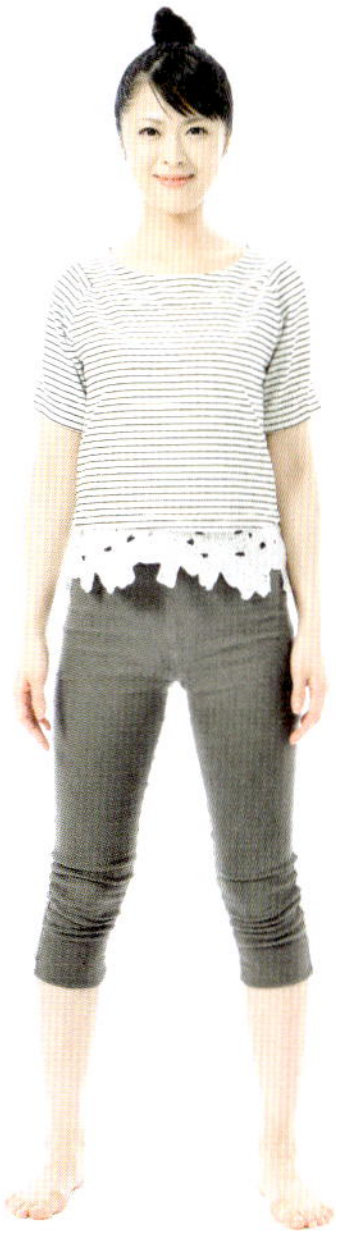

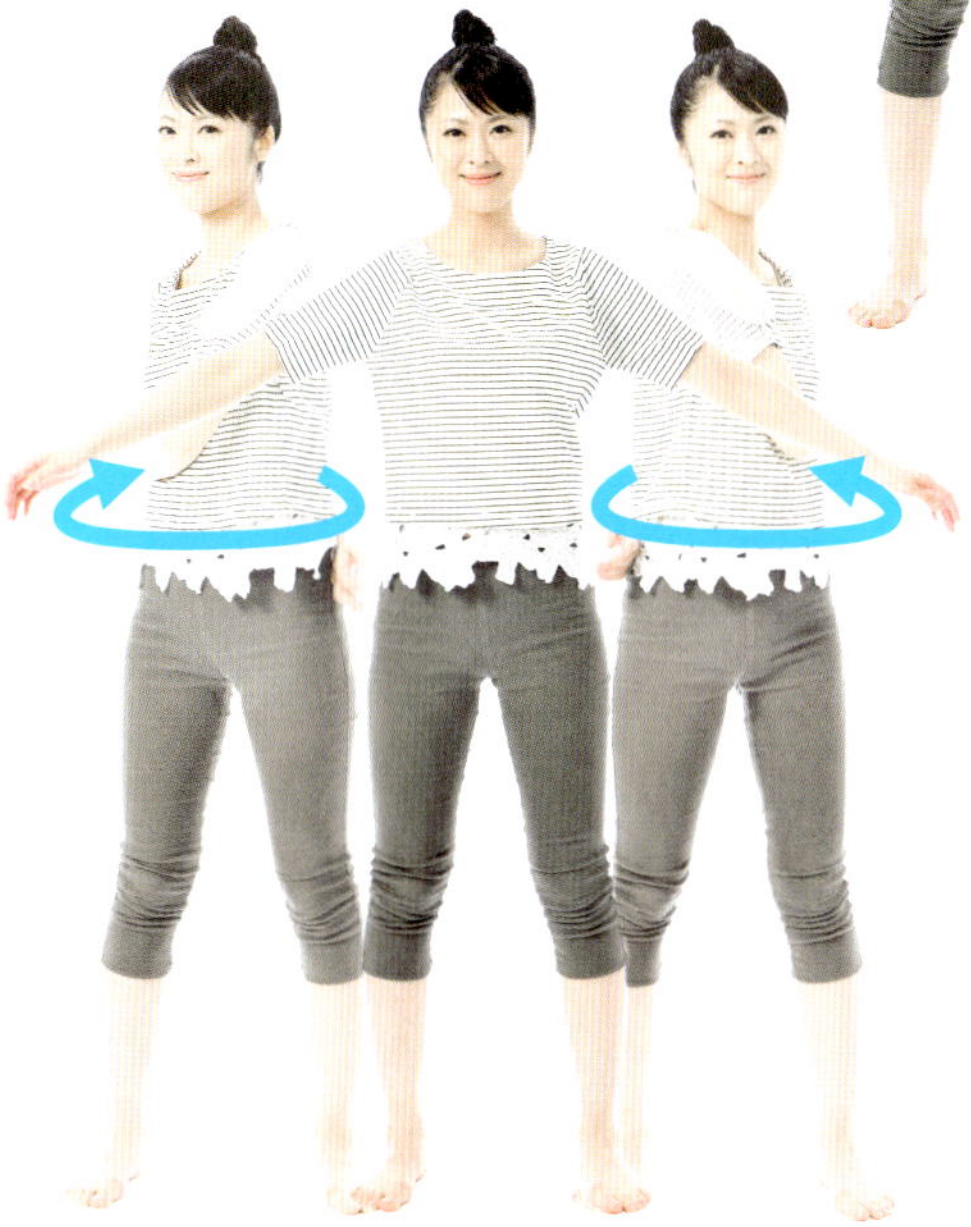

2

できるだけ両肩を正面に向けたまま、勢いをつけて腕を体に巻き付けます。でんでん太鼓のような動きです。

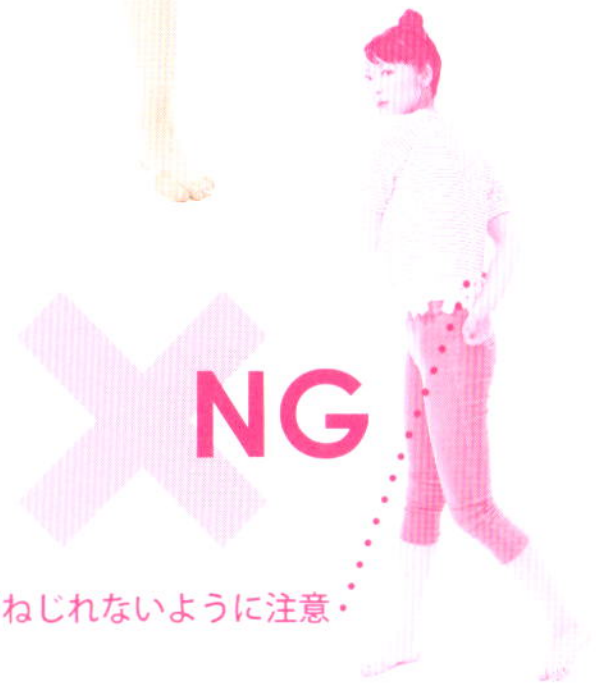

07

〔くびれ〕座って上半身を回す

★ゴムバンドなしでも可能

★目安：20回くらい×左右

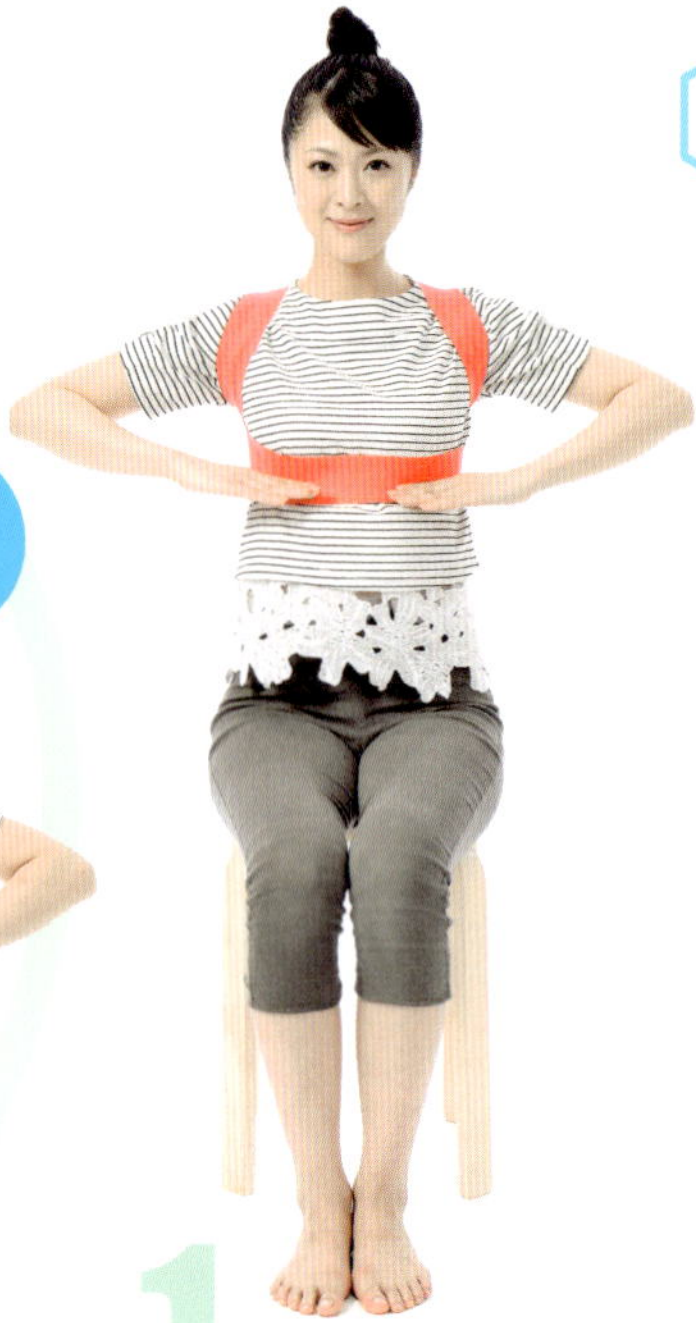

1

ゴムバンドがあれば肩に巻きます（P.64参照）。椅子に座って、胸を張り、姿勢を良くします。両肘を水平にし、手は胸の下に当てます。

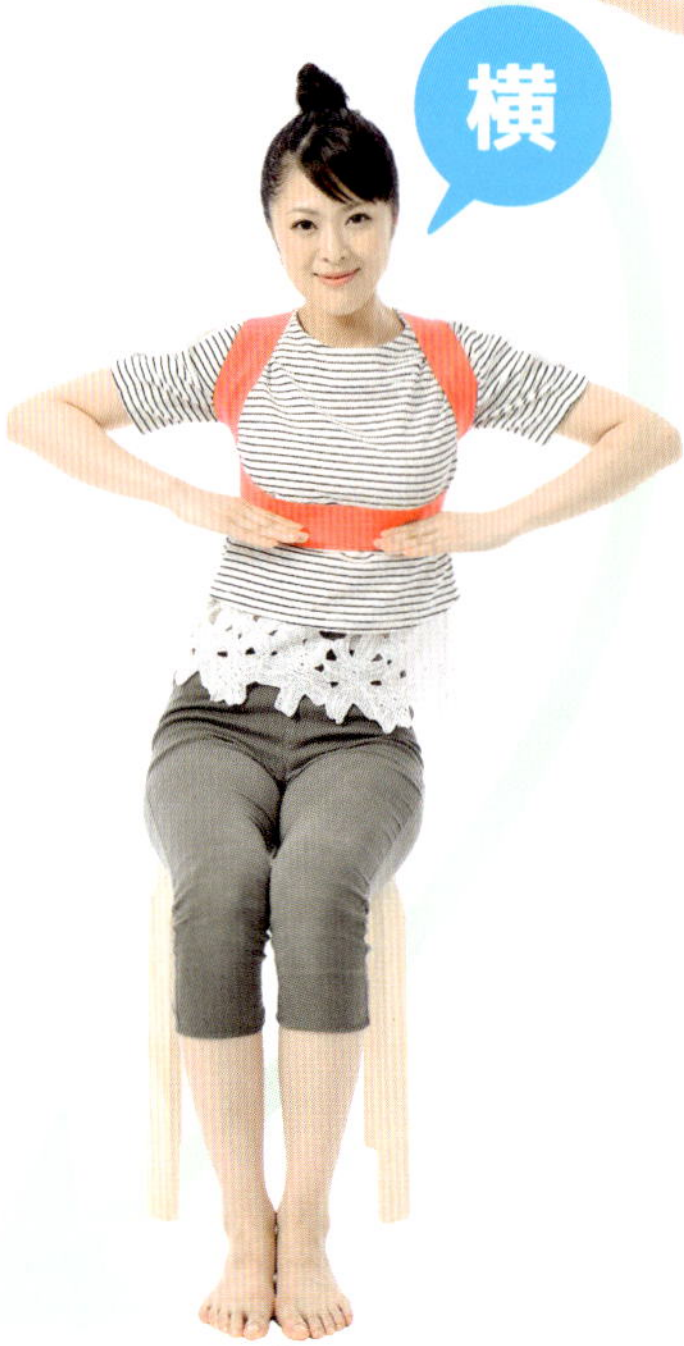

2

そのままの姿勢で、上半身だけを回します。右回し、左回し、両方やります。

Check!

- 頭頂をひもで引っ張られているイメージで、その軸を中心として、真円を描くように回す
- 息を止めないように気をつける
- 立ってできるようになるとなおよいが、初心者は座ったほうがやりやすい
- 左右回しやすいほうから回す

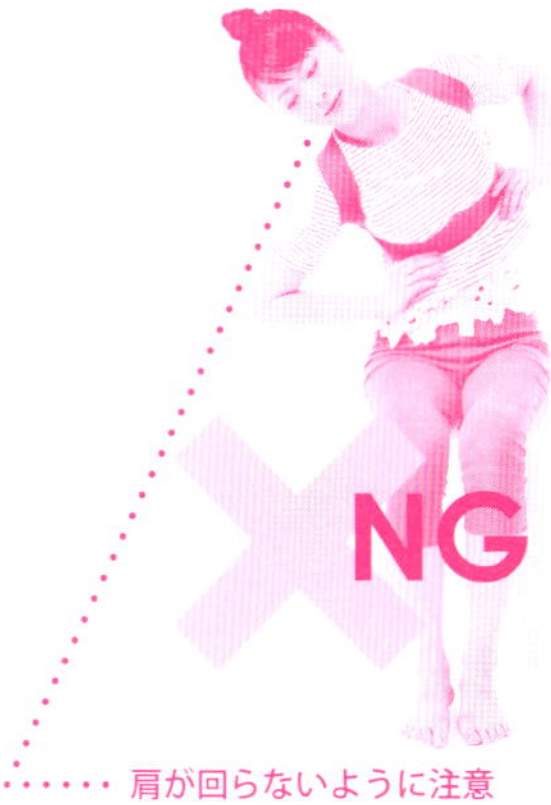
NG
肩が回らないように注意

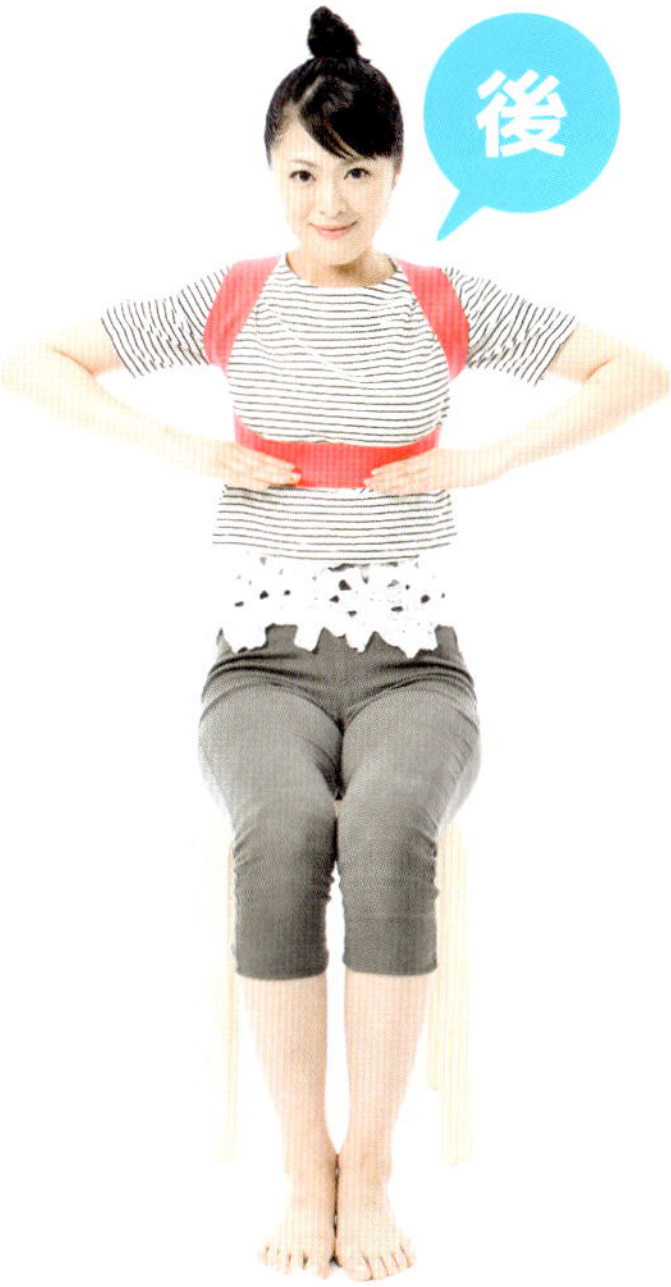
後

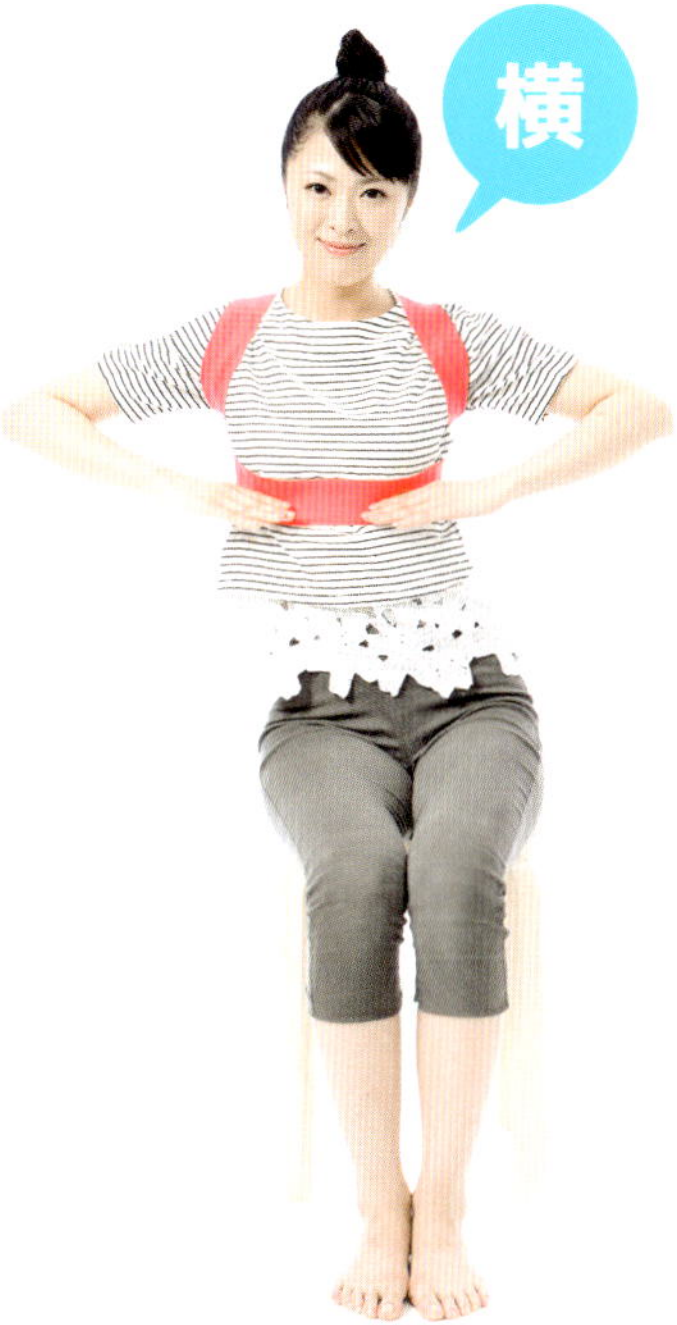
横

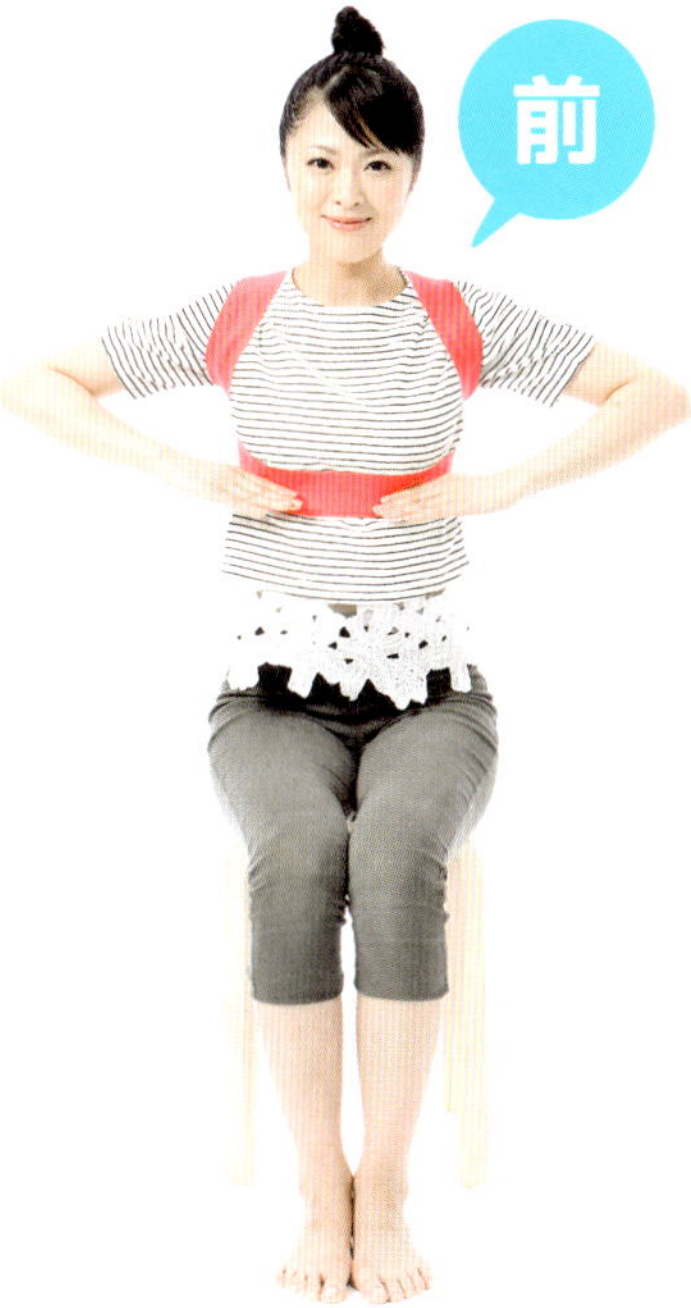
前

08

〔美脚〕

O脚の矯正

★ゴムバンド必要　★目安：左回し・右回し、交互に合計20回くらい

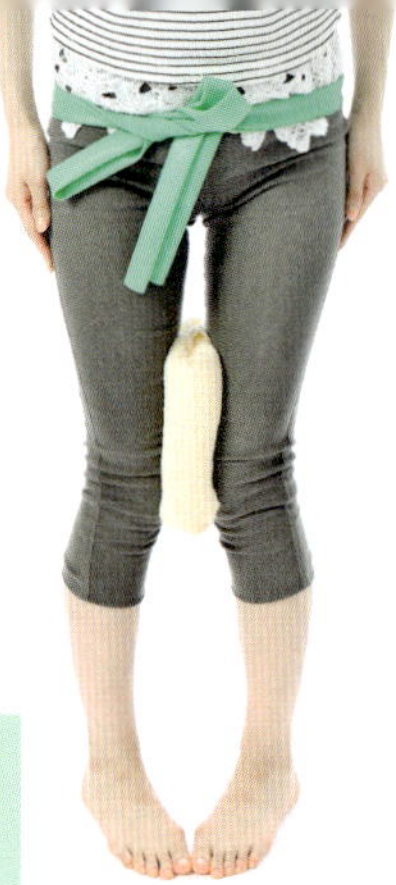

1

膝のすきまに、すきまと同じくらいの厚さのタオルをはさみます。もうひとつゴムバンドがあれば腰に巻きます（P.63 参照）。

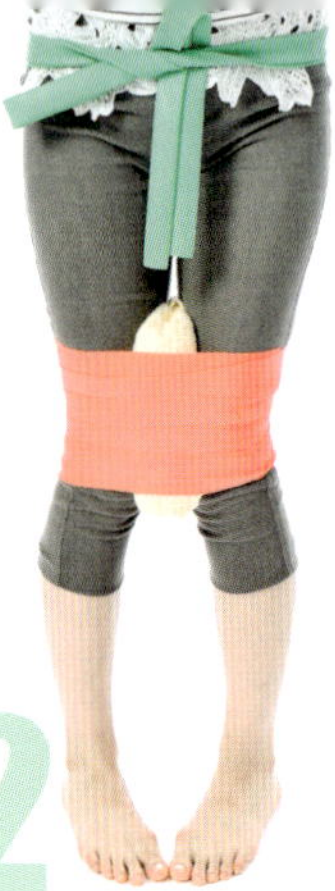

2

タオルをはさんだまま、膝のまわりをゴムバンドで巻きます。

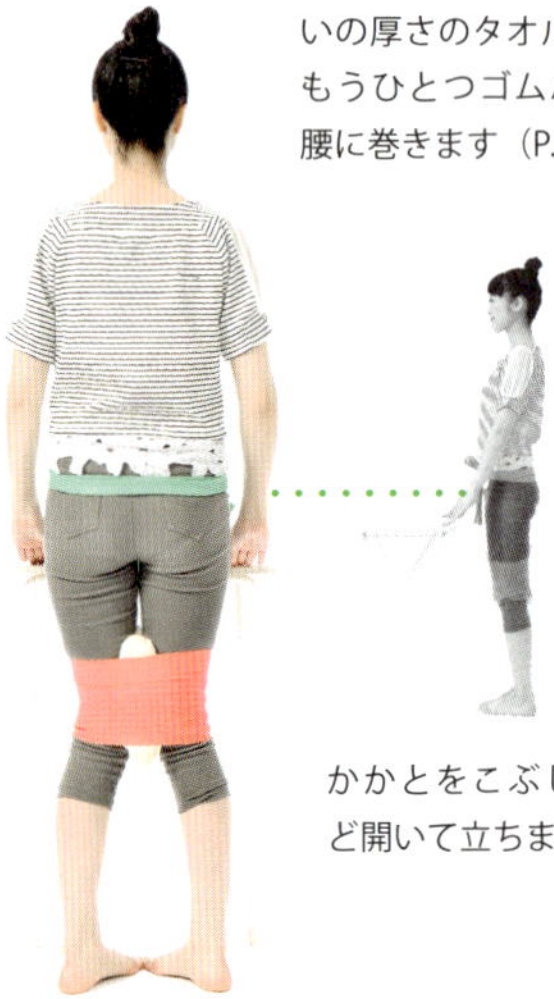

3

かかとをこぶし2つ分ほど開いて立ちます。

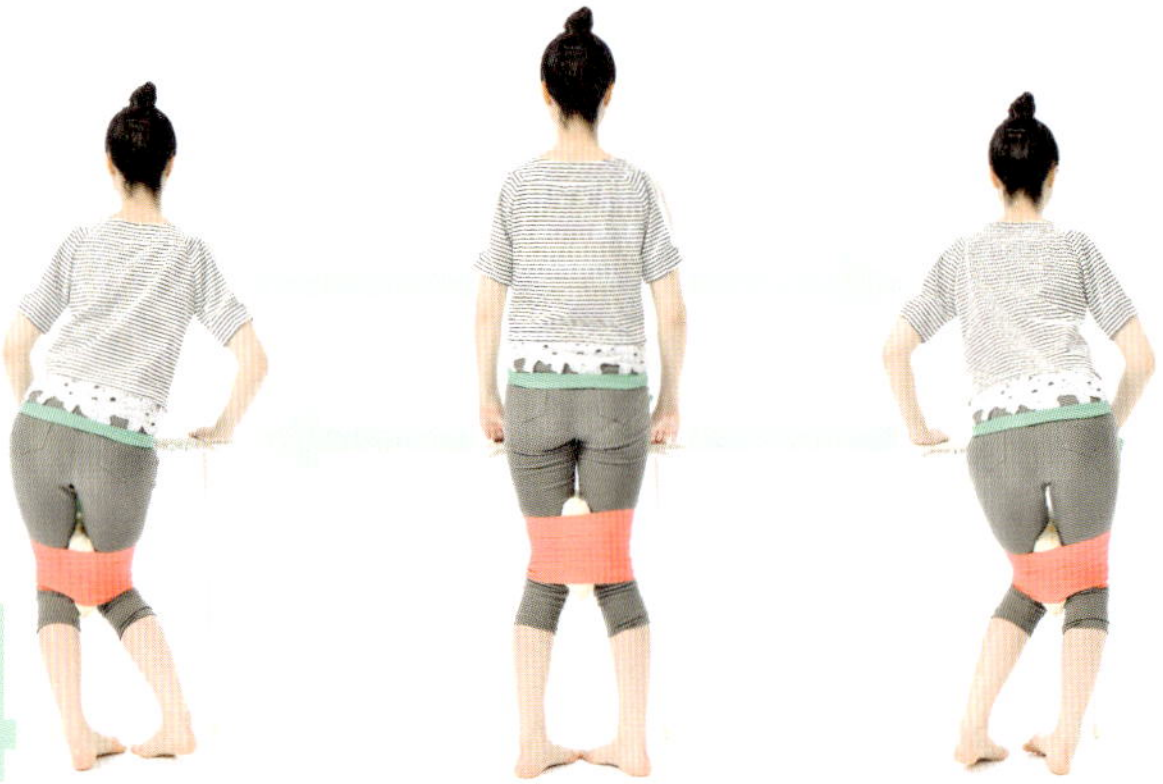

4

膝をやや曲げ、前→横→後と半円を描くように左右に回します。1回転したら、もとの位置で、1回1回止め、左右交互に回します。

09

〔美脚〕

足全体を圧迫した状態でマッサージ

★ゴムバンド必要　★目安：各部位で、左右交互に合計20回くらい

1

床に座った状態で、膝下から足の付け根まで、ゴムバンドをらせん状に巻きます。

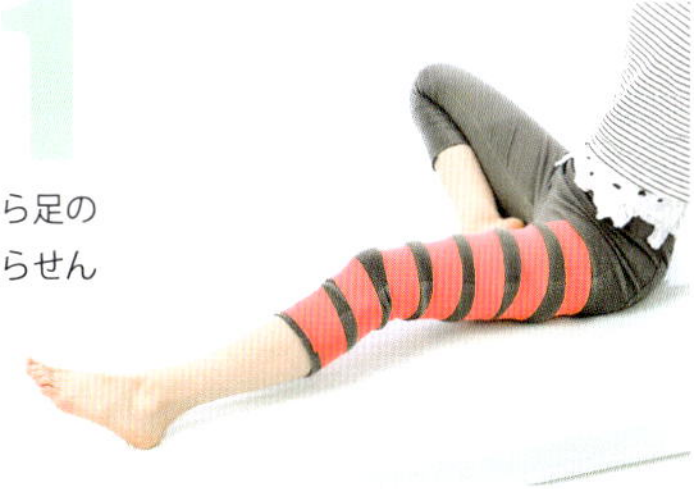

2

足首の下に運動まくらを置き、足を左右に振ります。

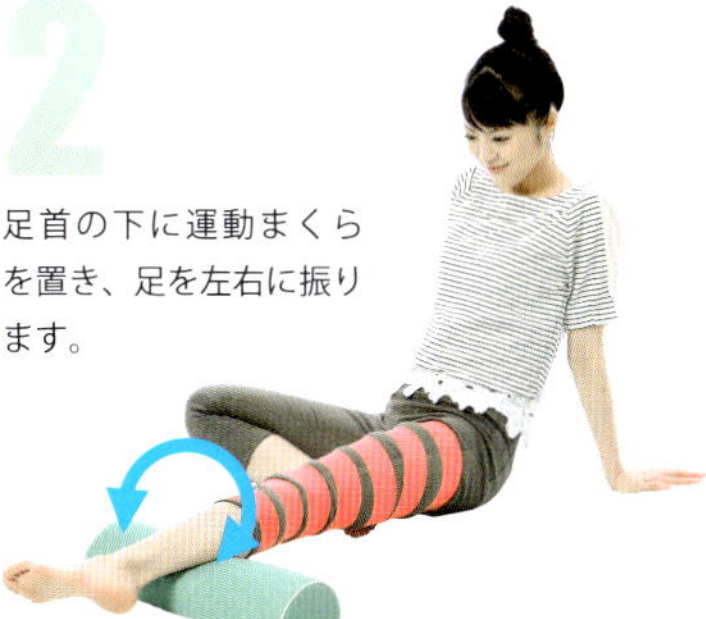

3

膝の下に運動まくらを置き、足を左右に振ります。

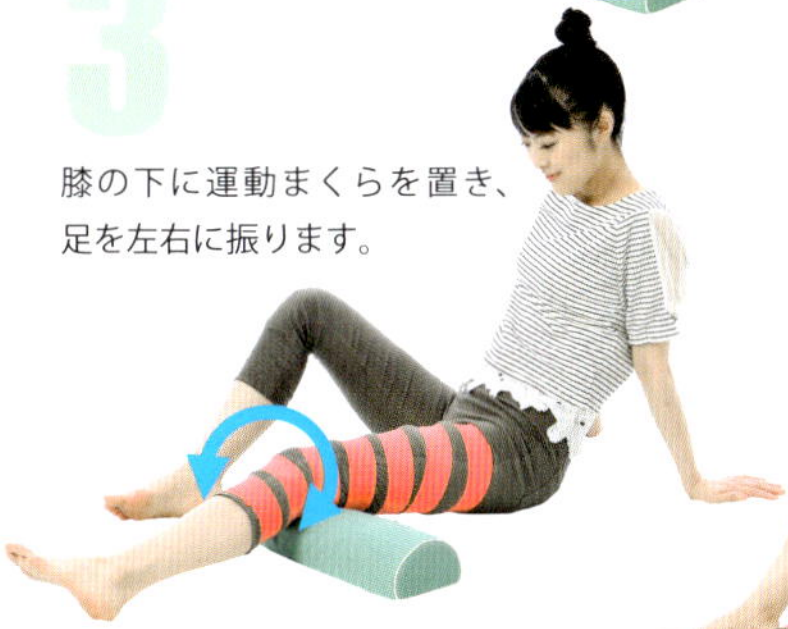

4

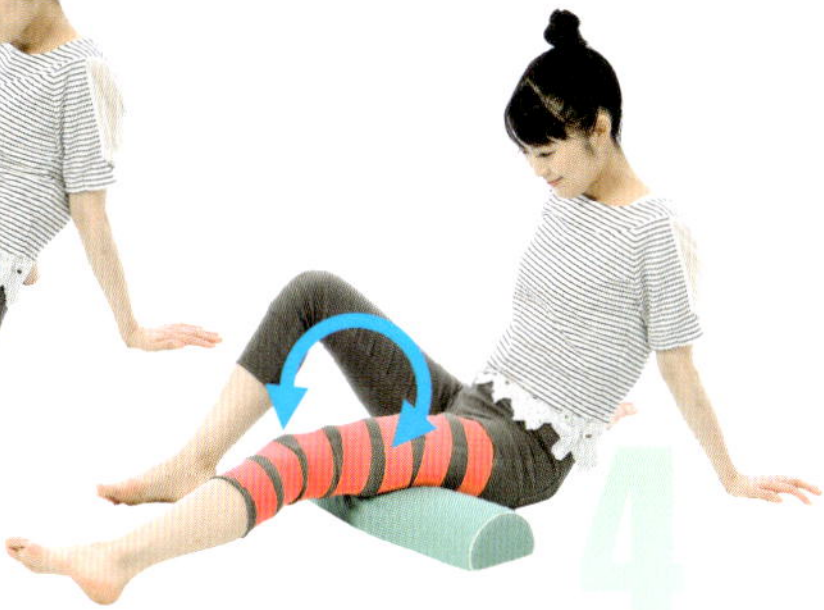

太ももの下に運動まくらを置き、足を左右に振ります。

5

足の付け根の下に運動まくらを置き、足を左右に振ります。

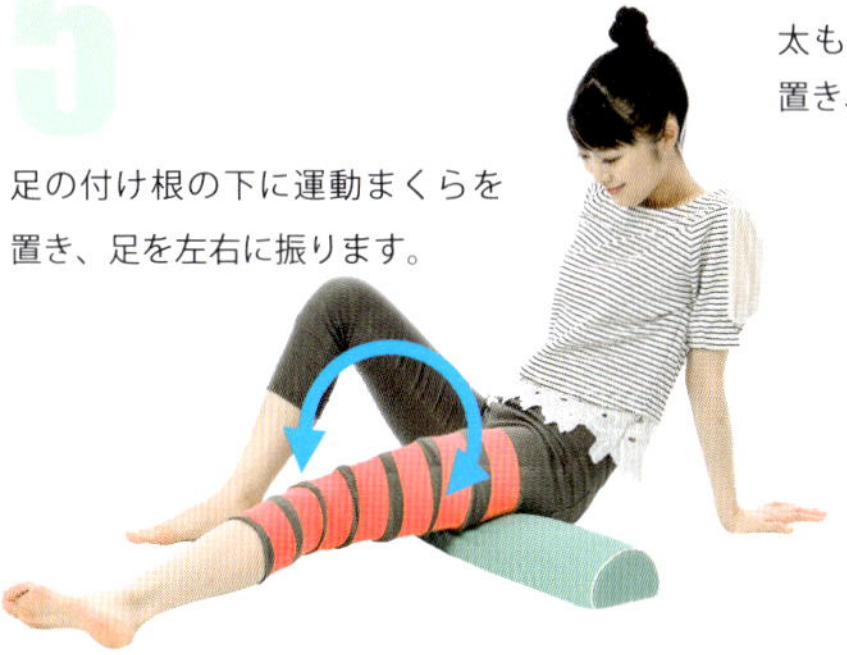

Check!

・体操のあとゴムバンドを外すときは、できるだけ素早く外すと、老廃物が流れやすくなる

10

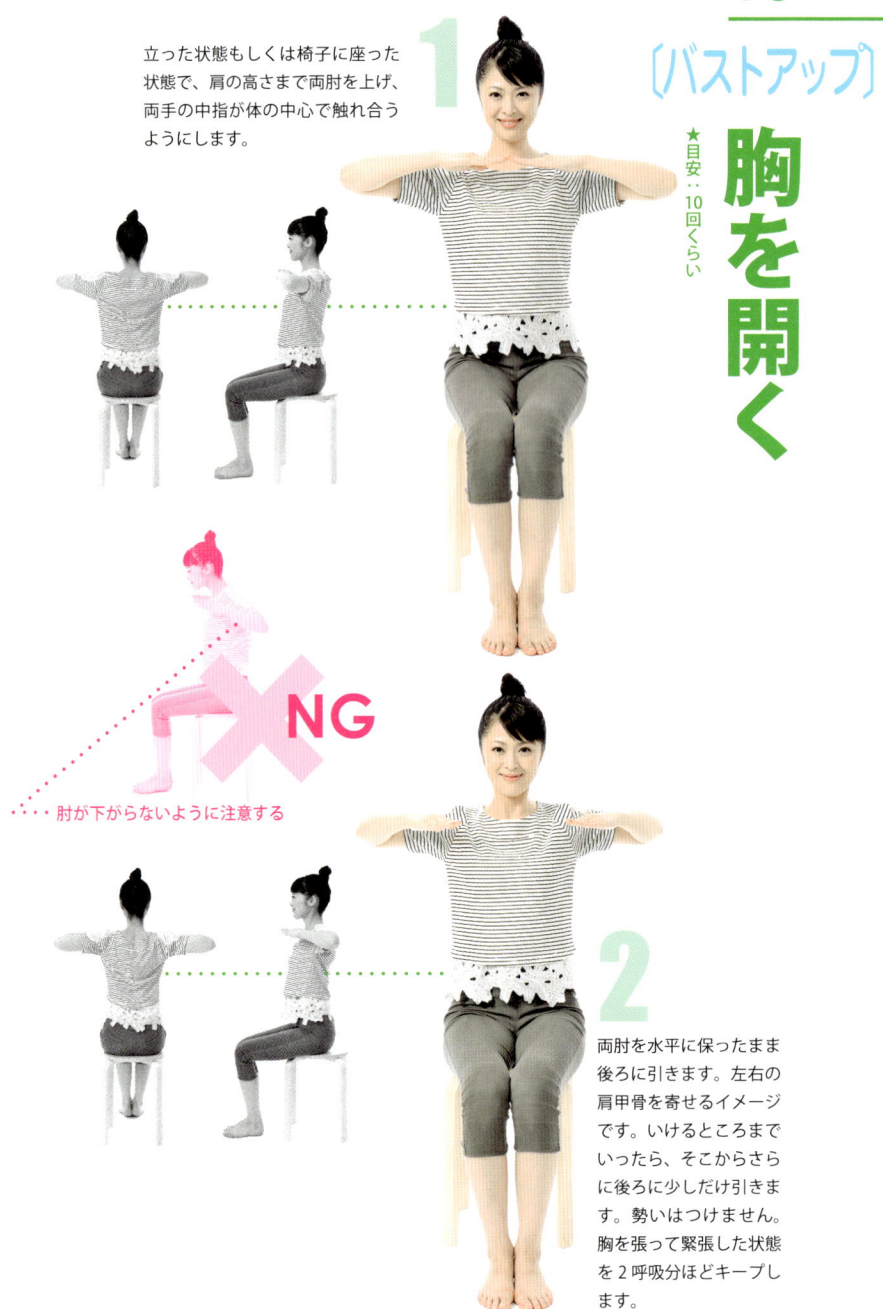

〔バストアップ〕

胸を開く

★目安：10回くらい

1

立った状態もしくは椅子に座った状態で、肩の高さまで両肘を上げ、両手の中指が体の中心で触れ合うようにします。

肘が下がらないように注意する

2

両肘を水平に保ったまま後ろに引きます。左右の肩甲骨を寄せるイメージです。いけるところまでいったら、そこからさらに後ろに少しだけ引きます。勢いはつけません。胸を張って緊張した状態を2呼吸分ほどキープします。

11

〔ヒップアップ〕

うつぶせでかかとを上げる

★ゴムバンドなしでも可能　★目安：10回くらい×左右

1

ゴムバンドがあれば腰に巻きます（P.63 参照）。うつぶせに寝ます。かかとは 90 度に曲げた状態にします。

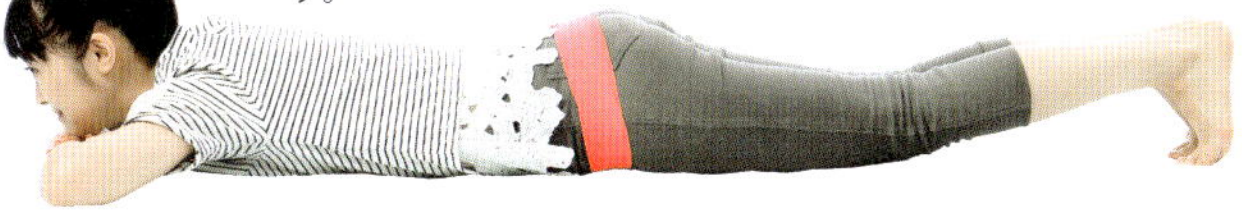

2

膝を伸ばしたままで、片足を根元から上げて、1 呼吸ほどキープしたあと、ゆっくり下ろします。

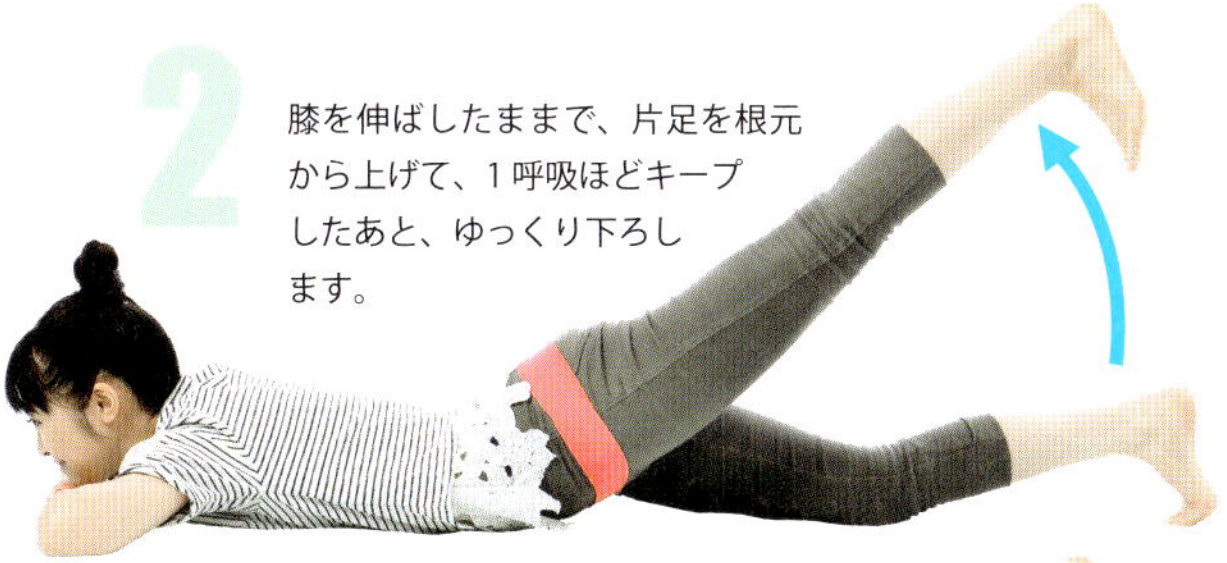

3

同様に逆の足も上げ下ろしします。左右交互に続けます。

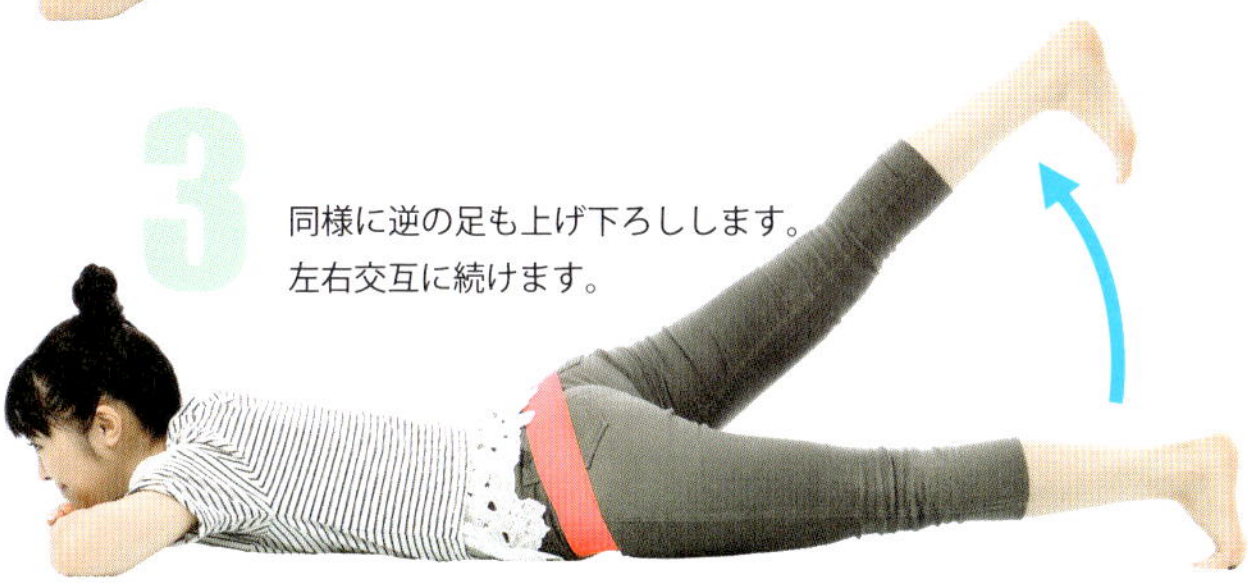

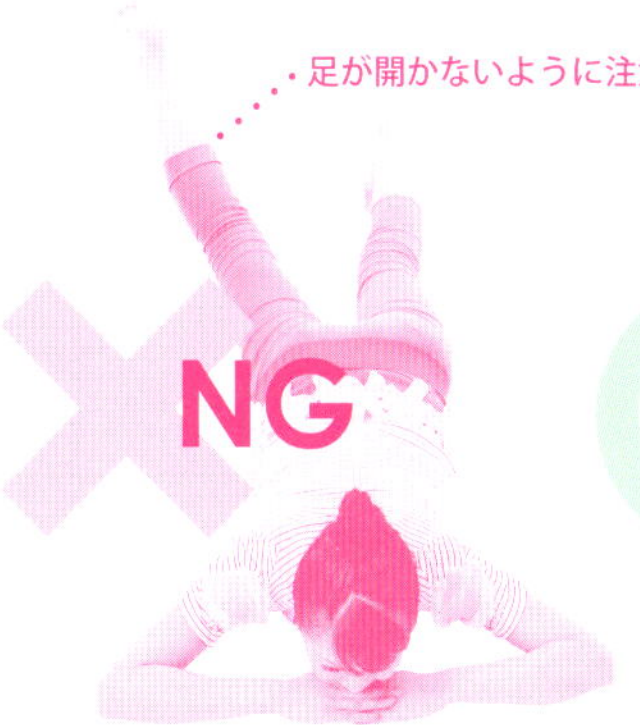

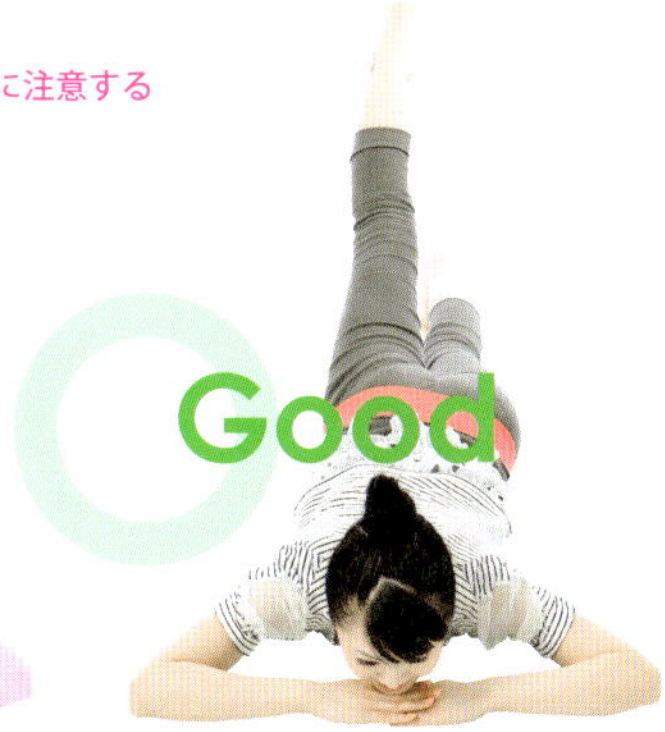

Check!

・かかとは90度の角度のまま、足首は伸ばさない

12

〔ヒップアップ〕

うつぶせでカエル泳ぎ

★目安：20回くらい×左右

1

うつぶせで片足の膝を脇の下のほうへ引き上げ、足の付け根に運動まくらを当てます。

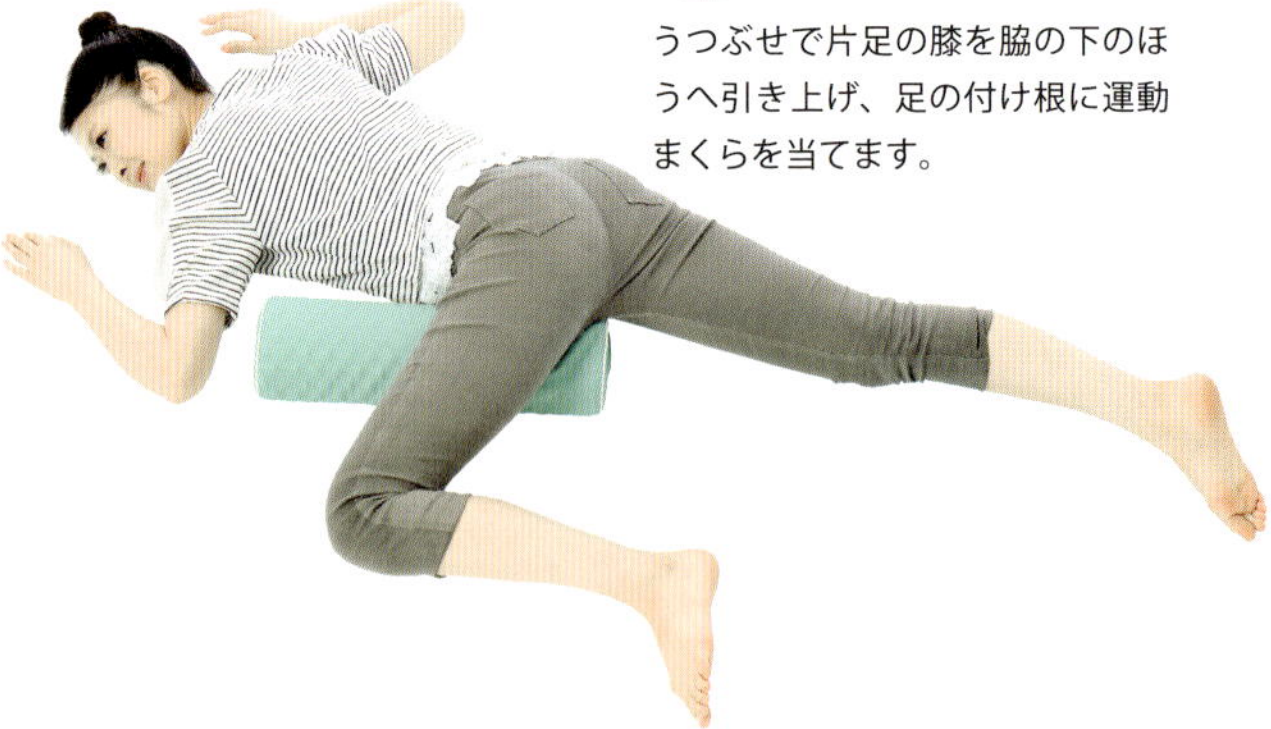

2

カエル泳ぎをするように、足を伸ばします。

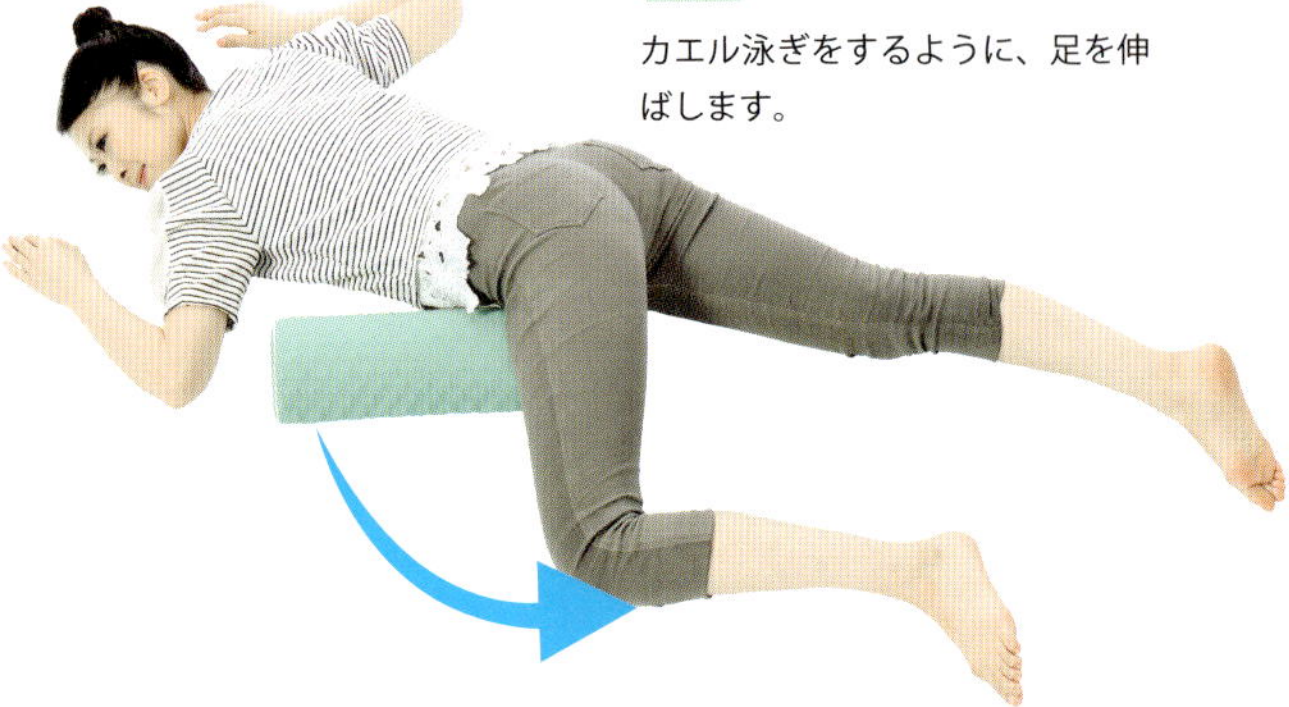

3

足が伸びきったら、また足を元の位置に戻して、これをくり返します。

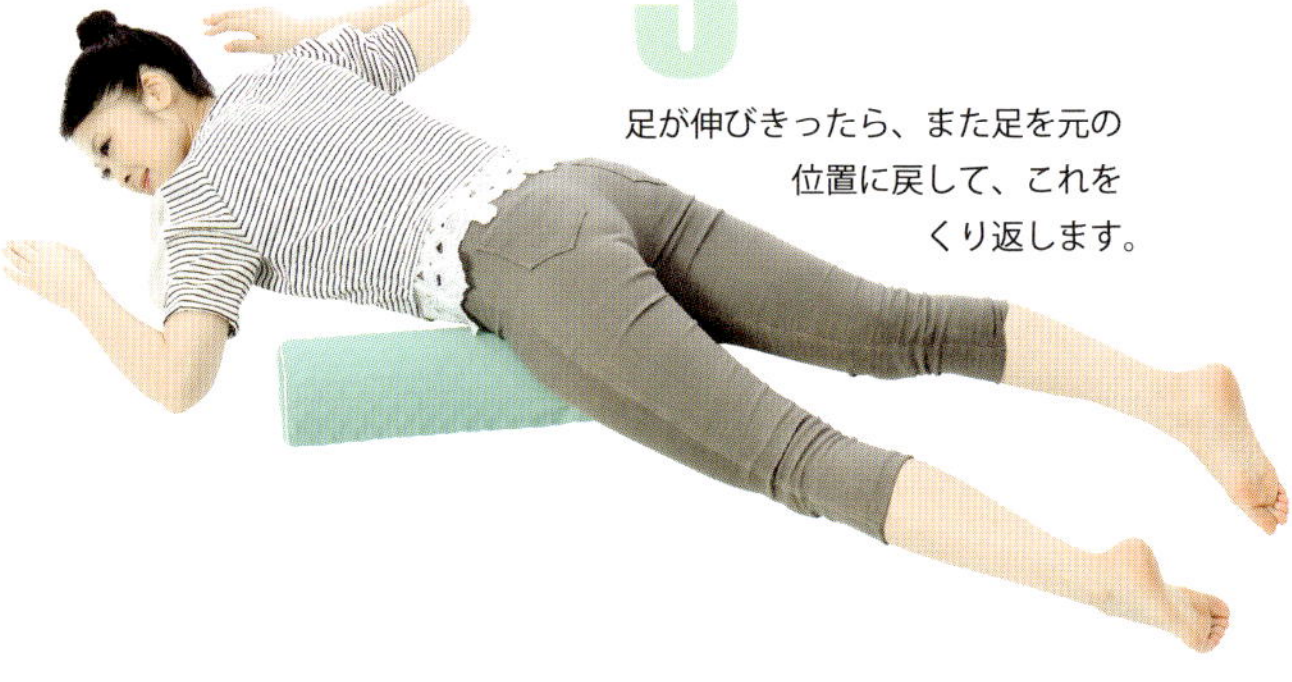

睡眠

第7章 寝ている間にゆがみを戻す！

お話を聞いた先生

石井 保雄先生

施術歴34年。北海道で「大雪施術院」を運営。全国健康生活普及会優秀A級カイロプラクター、米国カイロプラクティック医師学会会員、日本カイロプラクティック連合会名誉講師。アメリカのテキサスカイロプラクティック大学での研修も修了。

寝ている間も姿勢が大事!?

おおた　あるスポーツ選手が、海外での試合のときにはいつも、わざわざ自前のマットレスをホテルに持ち込んでそれで寝ることにしていると言っているのを聞いたことがあります。ホテルのベッドではやわらかすぎて腰を痛めてしまうからということでした。

先生　その通りです。ホテルのふかふかしたベッドは、まるで雲の上に浮いているようで、長旅で疲れたときなどには大変気持ちがいいのですけれど、背骨にとってはあまり好ましくない構造です。

おおた　何が問題なのですか?

先生　健康な人間の背骨がS字カーブを描いていることはご理解いただいていますよね。でも、やわらかすぎるベッドにあおむけになると、自分の体重のせいで体がベッドに沈み込み、背中が丸くなってしまうでしょう。その状態で一晩寝たら、健康な人ならきっと誰でも背中が痛くなるはずです。

おおた　たしかにホテルに宿泊すると、しっかり寝ても、朝、体がだるいことがあります。慣れていないせいかと思っていましたが、ベッドがやわらかすぎるということもあるのですね。

先生　ふだんからやわらかいベッドに寝ていると、それがあたりまえになってしまうので、違和感はなくなります。でも背骨には確実に悪いクセがつきます。

おおた　それがゆがみということですね。

先生　そうです。人間は寝ている間に体中の調子を整えます。そのために眠ります。でも、寝ている間に、背骨に通る神経を圧迫していたら、良くなるものも良くなりません。健康な体に必要なのは、施術10％、体操20％、栄養20％、睡眠50％と、全健会では考えています。人生の約３分の１は寝て過ごすのですから、80年の人生なら、20年から30年間は寝て過ごしているのです。

おおた　背骨をゆがませないためにも、睡眠の効果を最大限にするためにも、ある程度硬めのベッドで寝るほうがいいのですね。

先生　寝た状態でもＳ字カーブが保てるような寝具を選ぶことが重要です。健康な体の50％は睡眠からつくられるわけですから、良い寝具と出合えればそれだけで、体中のさまざまな不調が改善することだってあります。

おおた　寝るだけ健康法ですね！

人はなぜ眠るのか

人が寝る目的の一つは、疲れをとるためです。脳を休める、筋肉を休める、そして関節も休めています。人体には、寝ている間に体を修復する機能があります。そのために大きな役割を果たすのが、成長ホルモンです。

睡眠には大きく分けて2種類あります。「ノンレム睡眠」と呼ばれる深い睡眠と、「レム睡眠」と呼ばれる浅い睡眠です。それぞれに意味があります。「レム睡眠」の最中、脳は記憶の整理などを行っています。夢を見ることがあるのも「レム睡眠」の最中です。

そして成長ホルモンは、主に「ノンレム睡眠」の最中に分泌されます。つまり、人は、深い眠りについているときに、体を修復しているのです。

カイロプラクティックの施術や体操で骨のゆがみを戻してもそれだけではだめ。しっかりと深い睡眠をとることで傷んだ関節や筋肉が修復され、健康な体に近づいていきます。

いい姿勢で寝ると睡眠の質が上がる

飛行機のエコノミークラスでいくら寝ても、疲れはとれませんよね。質の高い睡眠を得るコツは、いい姿勢で寝ることです。いい姿勢とは、立っているときと同様に、背骨が生理的なS字カーブを描いている状態です。

いい姿勢で横になっていると、全身の筋肉がリラックスし、血行が良くなるので、副交感神経が働き出し、寝つきが良くなります。しかもいい姿勢のまま寝ていると、そのまま早く深い眠りに入ることができます。そこで成長ホルモンが分泌されるわけです。さらに、いい姿勢で寝ていれば、血の巡りも良くなるので、脳で分泌されたホルモンが体中に行き渡りやすくなります。また、いい姿勢で寝ていれば、背骨を通る神経の通りも良くなりますから、体全体の調子を整える自律神経の働きもスムーズになります。

いい姿勢だと逆に寝つけないという人は、すでに背骨がゆがんでしまっている可能性があります。

寝返りでゆがみがなおる

小さな子どもはよく寝返りをうちますよね。なぜだかわかりますか？

子どもの骨は、急激に成長しています。もし一晩中同じ姿勢で寝ていたら、骨の成長にアンバランスが出てしまうかもしれません。そこで、全身の骨がバランス良く成長できるように、寝ている間に頻繁に寝返りをうっているのです。

大人の場合も、健康な人であれば、一晩で約40回も寝返りを打っています。床ずれを防ぐだけならそんなにたくさん寝返りをうつ必要はありません。頻繁に寝返りをうち、いろいろな体勢をとることで、起きている間に生じた微妙な骨のゆがみを戻しているのです。

人は、深い眠りと浅い眠りからなる睡眠サイクルをくり返します。深い眠りの間に成長ホルモンが分泌されて体中に行き渡り、浅い睡眠になったら寝返りをうってゆがみをなおすようにできているのです。

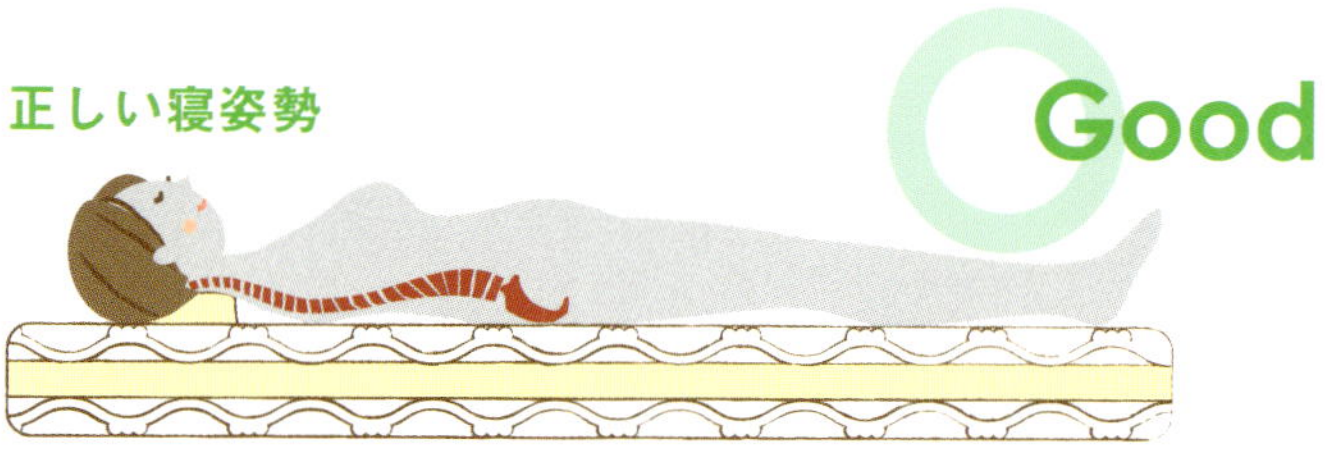

いい姿勢で寝るための寝具の条件

寝つくまではいい姿勢を保つことができて、しかも寝返りがうちやすいことが、質の高い睡眠を得られる寝具の条件です。

やわらかすぎる寝具では、下図のように、背骨が曲がってしまい、S字カーブがなくなってしまいます。身を投げ出した瞬間は包み込まれるような幸せな気分になれるかもしれませんが、神経の通り道としての背骨が十分な機能を発揮できないばかりでなく、腰や背中の痛みや肩コリの原因になりかねません。さらに、腰や背中が埋もれてしまうと寝返りもうちづらくなってしまいます。

質の高い睡眠を得るには、体が沈み込まないだけの硬さのある寝具を選ぶ必要があります。それくらい硬い寝具なら寝返りもうちやすいものです。

まくらの高さにも気を配りましょう。高すぎるまくらは、ストレートネックの原因になります。できれば、首のわん曲にフィットするまくらを選びましょう。

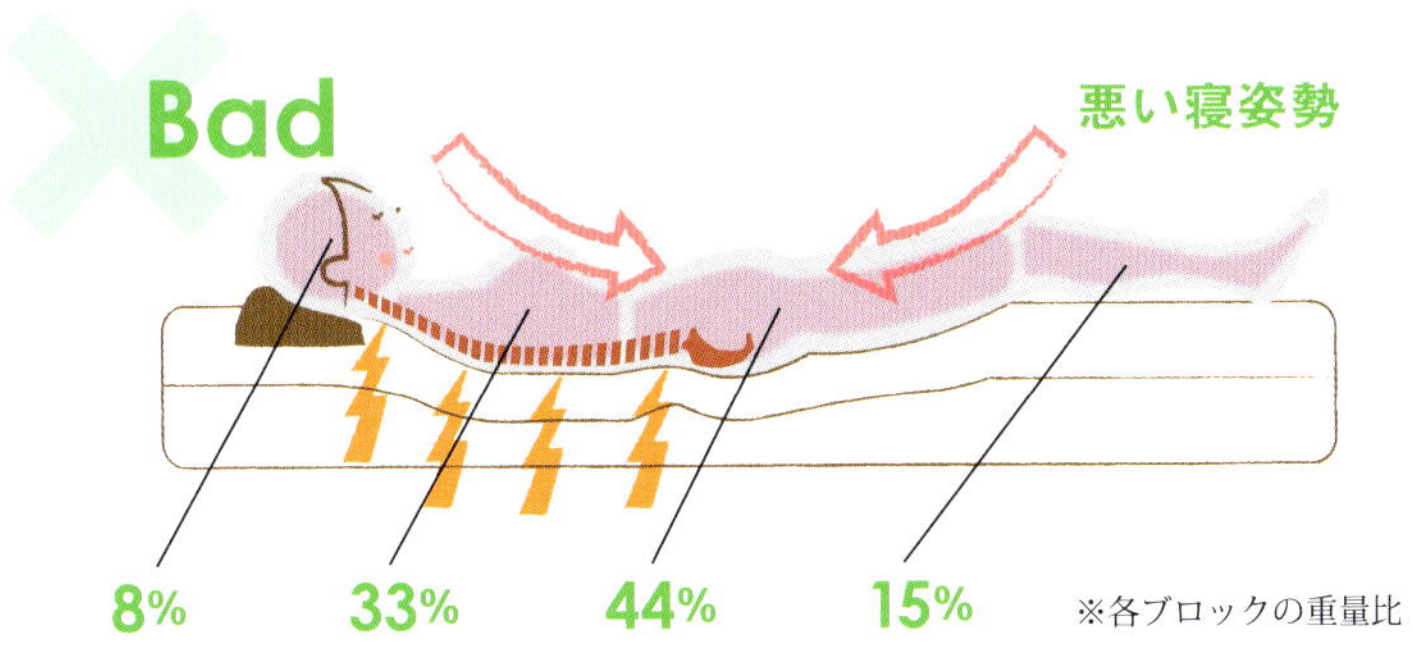
Bad
悪い寝姿勢
8%
33%
44%
15%
※各ブロックの重量比

栄養

第8章 バランスのいい栄養で体をサポート

お話を聞いた先生

髙根澤 良一先生

施術歴23年。栃木県で「カイロトータルセンター」を運営。全国健康生活普及会優秀A級カイロプラクター、米国カイロプラクティック医師学会会員、日本カイロプラクティック連合会講師。アメリカのテキサスカイロプラクティック大学での研修も修了。

サプリメントに頼って大丈夫？

おおた　健康な体にはバランスの良い食事が欠かせないということには誰も異議を唱えないと思います。しかし実際毎日30品目食べようなんて思うと大変です。

先生　日本に住んでいると世界中のおいしい料理が食べられますよね。さらにコンビニやファーストフード店の流行で、いつでも気軽におなかを満たすことができます。しかし、それらの食事が、理想的なバランスの栄養を含んでいるかというと必ずしもそうではありません。舌においしい食事ばかりを食べていると、どうしても脂質や炭水化物《たんすいかぶつ》が過多になりがちです。バランスを良くするためには、意識的にビタミンやミネラルを摂取する必要があります。

おおた　私も気休めとして野菜ジュースを毎日コップ1杯飲んでみたり、カルシウムをとるために牛乳を飲んだりしますが。

先生　それも大切です。しかし問題は、野菜ジュースには糖分も多く含まれているということです。牛乳には脂肪分が多い。不足している栄養素を補おうとしても、結局、過剰な栄養素までいっしょに取り込むことになってしまいます。飽食の時代であるがゆえの贅沢な悩みです。

おおた　牛乳には脂肪分が多いからと、小魚を食べようかと思ったこともありました。でも実は私、昔から尿酸値《にょうさんち》が高いんです。だからプリン体をとらないようにと、人間ドックで指導を受けています。そして、プリン体を多く含む食品リストに、小魚も含まれているんですね。痛し痒しです。

先生　そうなんです。自然な食事からバランスの良い栄養を摂取できることが理想ではあるのですが、それを本当にやろうと思ったら、毎日精進料理《しょうじんりょうり》のようなものを食べなければいけなくなってしまいます。現代の、特に都市部に生活している忙しい人たちには現実的ではありません。

おおた　そこで、全健会ではサプリメントの使用をすすめているのですね。

先生　はい。あくまでも通常の食事の中でできるだけバランス良く栄養補給するのが前提ですが、特に骨のゆがみをなおそうとしている最中にはカルシウムやコンドロイチンなどが多めに必要ですから、ピンポイントで必要な栄養素だけを摂取できるサプリメントを使用することをおすすめしています。

おおた　サプリメントに頼るのではなくて、上手に利用するのですね。

栄養が満点なら120歳まで生きられる!?

活性酸素《かっせいさんそ》という言葉を聞いたことがある人は多いでしょう。人間の遺伝子を傷つけ、寿命を短くする物質です。言わば長生きの敵です。

活性酸素《かっせいさんそ》に対抗する抗酸化作用《こうさんかさよう》の強い食品を含む理想的な食事をとっていれば、理論的には、人間は120歳まで生きられるといわれています。しかし実際は、日本人の寿命は男性で約80歳、女性で約87歳です。飽食の時代といわれるほど食料に恵まれた時代に生きているにもかかわらず、不足している栄養素があるのです。

炭水化物《たんすいかぶつ》、脂質、タンパク質、ビタミン、ミネラルは5大栄養素と呼ばれています。下図は、日本人の平均的な食生活において、5大栄養素がどれだけ足りているか、不足しているかを表したイメージです。糖質と脂質は取りすぎです。タンパク質はちょうどいいくらい。足りないのはビタミンとミネラルです。

これらを補うことが長生きへのカギといえそうです。

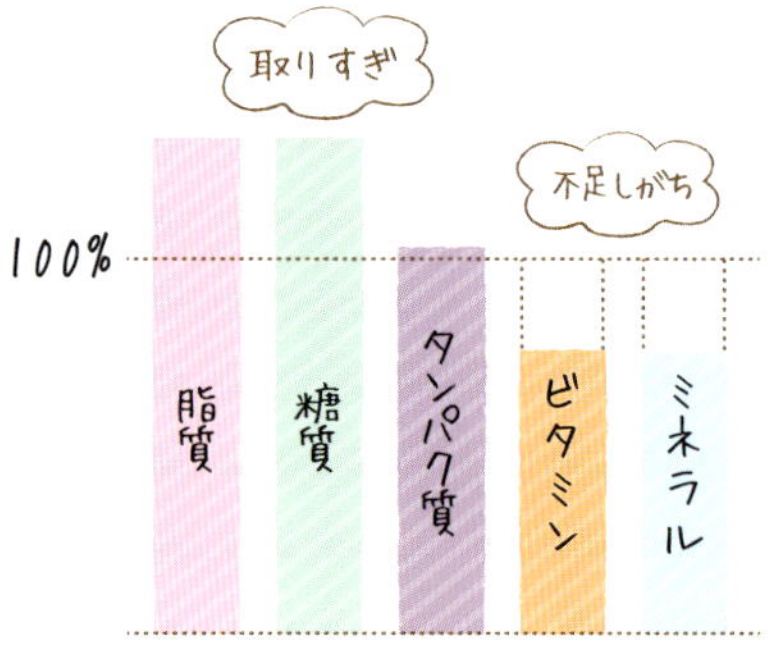

栄養素の働きは主に２種類

炭水化物《たんすいかぶつ》、脂質、タンパク質は3大エネルギー源と呼ばれています。

ビタミンは、エネルギー源を体のすみずみまでに届ける運び屋の役割をしています。また、特にビタミンCやビタミンEには活性酸素《かっせいさんそ》を除去する働きがあるといわれています。またビタミンCは細胞を保護し、痛みを和らげる働きもあるといわれています。

ミネラルは体の構成成分です。最も有名なミネラルがカルシウムです。カルシウムが骨の主成分になっていることはいうまでもないでしょう。不足すると、骨がスカスカになる骨粗鬆症《こつそしょうしょう》という病気を招きます。

しかし体にとってカルシウムが重要なのは、骨を強くするためだけではありません。カルシウムは、神経伝達を良くするためにも重要な機能を果たしているのです。体全体の調子を整える自律神経の機能向上に欠かせないということです。カルシウムが不足するとイライラしやすく集中力に欠けるというのもこのためです。

カルシウムパラドックスとは？

体内に存在するカルシウムのうち、99％は骨と歯に蓄えられています。残りの1％は、機能性カルシウムと呼ばれ、血液中に溶け出して、神経伝達を助けるという非常に重要な機能を果たしています。

機能性カルシウムが不足すると、神経伝達が鈍くなってしまいますから、生命の危機を意味します。そこで、危険信号を発するホルモンが骨や歯のカルシウムを溶かし、血液中に送り出します。しかし、このときホルモンは、必要以上のカルシウムを溶かしてしまうことがあります。すると、血液中に流れ出した余分なカルシウムが体中の細胞に沈着してしまい、ガン、脳卒中、動脈硬化、白内障などの病気を引き起こすことがあります。

カルシウムが不足しているがゆえにカルシウムが悪さをする。このことを俗に「カルシウムパラドックス」といいます。食事から十分なカルシウムをとることが大切なのです。

骨格の質を高めるコンドロイチン

骨の強さは、「骨密度（≒硬さ）」と「骨質（≒しなやさか）」で決まります。硬さをもたらすのが主にカルシウムやリン、しなやかさをもたらすのがコラーゲンと呼ばれる物質です。骨の約80％は主にカルシウムとリンからできています。残りの約20％はコラーゲンです。そしてカルシウムとコラーゲンをしっかりと結びつける役割をしているのが、ムコ多糖体《たとうたい》と呼ばれる物質です。

骨と骨をつなぐ関節を構成する軟骨《なんこつ》も、主にコラーゲンとムコ多糖体《たとうたい》からできています。ムコ多糖体《たとうたい》は関節を保護する滑液の中にも豊富に含まれています。ムコ多糖体《たとうたい》が不足すると、関節がなめらかに動かなくなってきます。

そしてムコ多糖体《たとうたい》の代表選手のような物質が、サプリメントなどでおなじみのコンドロイチンです。カルシウムやコラーゲンだけでなく、体中の細胞の一つひとつを結びつけ、血液から受け取った栄養や酸素を運搬する役割も果たします。

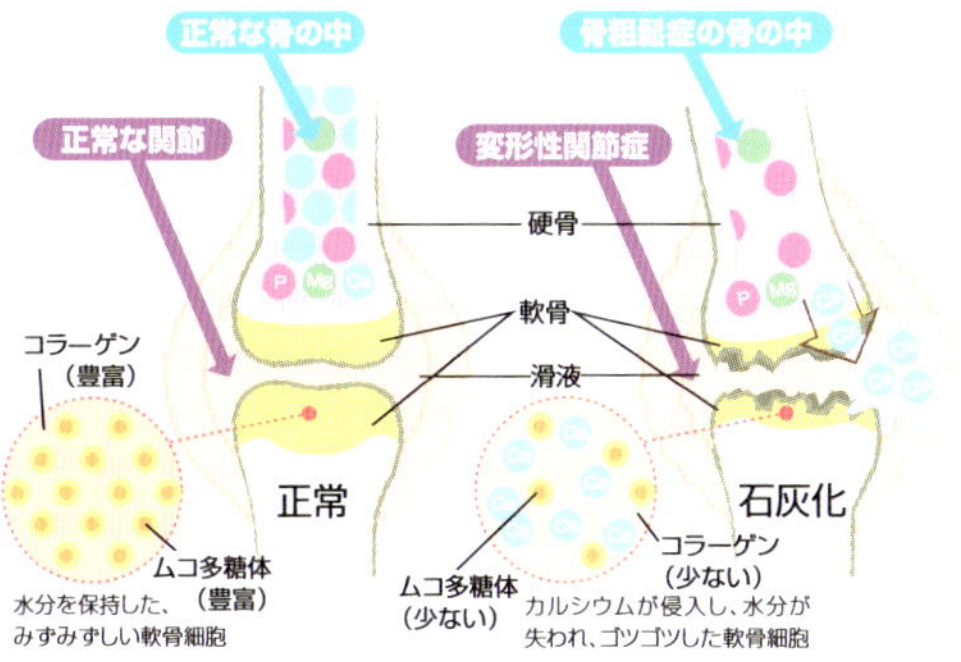

ビタミン・ミネラルが不足するとやせにくい

日本人の食生活で不足しがちなビタミンやミネラルが、地味にいい仕事をしていることがおわかりいただけたでしょうか。

ビタミンが不足していると、せっかくエネルギー源を摂取しても体のすみずみにまで行き渡らず、途中で脂肪として蓄えられてしまいます。それではせっかく運動をしてタンパク質を摂取しても、筋肉ではなく、脂肪に変わってしまいます。

カルシウムが足りないと、自律神経の働きが鈍り、体を修復する機能が衰えます。必要なところに栄養素が行き渡らず、カロリーが十分に消費されません。脂肪を燃やす働きも弱まります。

さらに、コンドロイチンが不足すると、体中の各細胞への栄養や酸素の供給が滞りがちになります。それではさらにカロリーが消費されにくくなってしまいます。

つまり、ビタミンやミネラルおよびコンドロイチンが不足していると、やせにくい体質にもなってしまうのです。

「含有量×吸収率×ブレンド」が大事

ビタミンやミネラルも通常の食品の中から摂取することが理想ですが、食事だけで100%をまかなうのは現実的にはなかなか難しいでしょう。そこで、現実的な方法として、全健会ではサプリメントの使用をおすすめしています。

サプリメントにもいろいろあります。価格帯もピンキリです。中には粗悪品もあるようです。いくら安くても、そもそも1粒に含まれている栄養素の含有量が少なければ意味がありません。また、人体の消化吸収のしくみに合わせ、吸収されやすい状態にまで加工されていないとこれまた意味がありません。さらに、各栄養素は単体で機能するわけではありませんから、どのような栄養素をどのようなバランスでブレンドしているかも重要です。

ただし、一般の人がそれらを判断するのは難しいのが現実です。ひとつの目安として、日本成人病予防協会などで推奨されている商品を選ぶといいでしょう。

施術

第9章 施術院では何をするのか？

お話を聞いた先生

中林 肖二先生

施術歴17年。愛知県で「ダイナ施術院」を運営。全国健康生活普及会優秀A級カイロプラクター、米国カイロプラクティック医師学会会員、日本カイロプラクティック連合会講師、アメリカのテキサスカイロプラクティック大学での研修も修了。

普通のマッサージとは大違い

おおた　体操をして、睡眠環境にも気を配り、栄養もしっかりとっていても、調子が悪くなるときはありますよね。特に集中して原稿を書いているときにはいつの間にか背中も首もガチガチになってしまいます。慌てて体操をしてみても、しっかり寝ても、サプリメントを摂取しても良くならない場合はどうすればいいですか？

先生　そうなってしまったら、やはり実際にカイロプラクティックの施術を受けるのがいいでしょう。がまんしないで、早めに。

おおた　1回いくらくらいなんですか。

先生　1回50～60分間、5000円前後が相場かと思います。ただし、初回は施術記録カードの記入や症状の聞き取りなどに時間がかかるので、1時間半くらいの時間をみておいてください。

おおた　マッサージ屋さんでは、ときどき2時間コースをお願いしたりもするのですが、そういうことはできるんですか？

先生　マッサージ屋さんのマッサージにはリラクゼーション効果がある

のだと思います。１時間より２時間もんでもらったほうが気持ちいいということがあるでしょう。でもカイロプラクティックの施術院では通常そのようなことはしません。全身を検査し、ゆがみをなおすことが目的であり、そのために必要な時間は15分から多くても30分程度です。それ以上に体をいじっても効果に変わりはありません。

おおた　マッサージに慣れている人の中には、物足りなく感じる人もいるんじゃないでしょうか。「もう終わり？」みたいな。

先生　そうかもしれません。でも、ゆがみがなおれば、体がすっきりするので、リラクゼーションとは違う爽快感を味わってもらえるはずです。

おおた　たしかにマッサージのあとの気持ち良さと、カイロプラクティックのあとの爽快感はちょっと違いますね。

先生　さらに全健会のカイロプラクティックの施術院では、生活習慣改善のためのアドバイスに時間をかけるのが特徴です。来院者とカイロプラクターは、施術院にいる間だけの付き合いではないのです。

おおた　定期的に施術院に通っていれば、体操したり栄養バランスに気をつけたりということも長続きしそうですね。

20〜30分の施術で一通り全身を戻す

はじめての来院者には施術記録カードを記入してもらい症状の聞き取りを行います。その後、骨のゆがみをチェックし、症状に対する原因の見立てを行い、施術の方針を説明します。カイロプラクティックそのものの理論や考え方も、このとき説明します。

前置きの時間が必要なので、初回来院者には1時間半から2時間の時間をとってもらうようにしている施術院が多いようです。

前説が終わるといよいよ施術です。全健会の施術院では、骨に直接アプローチする手技のほか、筋肉にアプローチして間接的に骨や関節をちょっとずつ動かす「オステオパシー」、筋肉の動きを調整する「操体法」、筋膜をやわらかくするための「筋・筋膜リリース」などのテクニックを駆使します。

施術自体はだいたい20〜30分です。それで一通り全身のゆがみを矯正できます。リラクゼーションを目的としたマッサージ屋さんのように、1時間も2時間ももみ続けるようなことは基本的にありません。

Q　カイロプラクティックを受けようと思ったきっかけ（症状）は何ですか？（複数回答可）

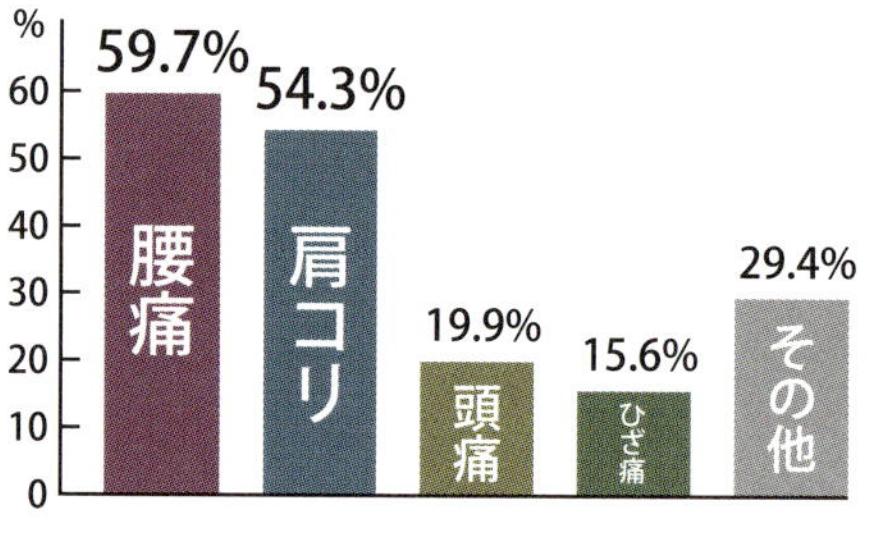

※2013年に実施された株式会社蒼天による「カイロプラクティックにおける 患者アンケート調査」より

生活習慣改善指導に時間をかける

施術をしておしまいではありません。施術後は、実際に施術をしてわかった情報をもとに、症状を早く改善し、健康に近づいていくための生活習慣改善指導を行います。

自宅でもできる体操を指導したり、今特に必要な栄養素について説明したり、睡眠環境のアドバイスをしたりします。施術院にもよりますが、初回来院者の施術後の生活習慣改善指導には、30～60分くらいの時間をかけるケースが多いようです。

２回目以降は、１回の予約の所要時間はだいたい50分前後がスタンダードです。最初の施術記録カード記入や症状の聞き取り、カイロプラクティックそのものに関する説明がないこと以外、全体の流れは初回と同様です。

前回終了時の体の状態と比較することで、日常生活の中で特にどこにゆがみが出やすいのかがわかります。そのゆがみ方の傾向をもとに、施術後、さらに生活習慣改善のアドバイスを行います。

ＰＤＣＡサイクルを伴走する

通院するたびに一通り全身のゆがみを戻し、生活習慣改善のアドバイスをします。そして次回通院したときの体の状態を見て、さらにゆがみを戻し、さらに生活習慣改善のアドバイスをします。

健康に近づくための作戦を立て、実行し、その成果をチェックして、さらに作戦を改善する。ビジネス用語としてよく使われる、計画（Plan）、実行（Do）、評価（Check）、改善（Act）のＰＤＣＡサイクルと同じです。カイロプラクターは、来院者のＰＤＣＡサイクルに伴走するパーソナルトレーナーのような存在なのです。

施術院に通い始めたばかりのころは、週１回くらいのペース、できれば中３日くらいの間隔で通ってもらいます。せっかく施術しても、時間が空いてしまうと体がもとの状態に戻ってしまい、また一からやりなおしになってしまうからです。ＰＤＣＡサイクルが順調に回り出したら、来院頻度を少しずつ減らしていきます。

３カ月から半年で悩みの解消を

腰痛を訴えてカイロプラクティックの施術院に通い始める人もいれば、肩コリを訴えて来る人もいます。みんななんらかの不調や不満、悩みを抱えてやってきます。

初めて施術を受けると、施術の直後はそれなりの変化を感じるはずです。腰痛がやわらぐ、回らなかった首が回るようになるなど、感動を覚える来院者も少なくありません。しかしそれで全快というケースはほとんどありません。体に染みついた悪いクセはなかなか抜けないからです。

来院時の施術と、日常生活の中でのＰＤＣＡサイクルによって、体に染みついた悪いクセを辛抱強く矯正し、少しずつでも着実に健康に近づけていくことが大切です。

定期的に施術院で施術を受け、日常生活における生活習慣改善指導に従えば、３カ月から半年で、初めに訴えていた悩みの多くを解消することを目指せます。

Q　実際にカイロプラクティックを受けてみて、その効果の実感はどのぐらいですか？

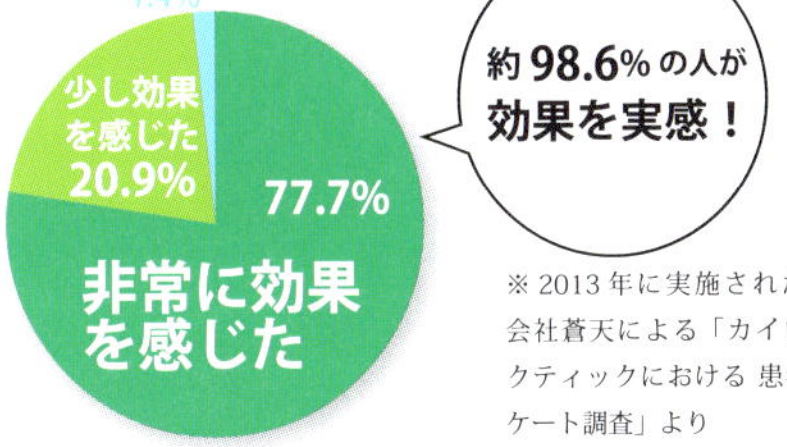
わからない
1.4%
少し効果を感じた
20.9%
77.7%
非常に効果を感じた
約98.6%の人が効果を実感！

※ 2013年に実施された株式会社蒼天による「カイロプラクティックにおける 患者アンケート調査」より

健康を維持するためのパートナー

長い間悩まされていた腰痛が消える。それも一時的にではなく、根本から解消する。カイロプラクティックに通うとそんな夢のようなことが起こるかもしれません。ひとまずそこまでくれば、施術院に頻繁に通う必要はなくなります。生活習慣改善指導に従い、良い状態を長く持続させていきましょう。

しかし、残念ながら人間は毎日ゆがみます。運動し、栄養をとり、睡眠にまで気を配っても、だんだんとゆがみは蓄積していくものです。ですから、カイロプラクターと相談のうえ、数カ月おきくらいのペースで、ときどきゆがみのチェックを受け、必要に応じて施術や生活習慣の改善を行い、せっかく手に入れた健康を維持することがおすすめです。

もちろん急にまた腰が痛くなった、肩が上がらなくなった、寝つきが悪くなったなどの不調があれば、すぐにカイロプラクターに相談しましょう。来院者の体のクセや生活習慣を知り尽くした

Q　カイロプラクティックにはどれぐらいの期間、通われていますか？

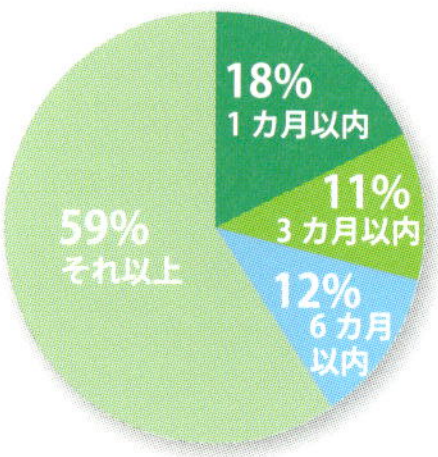
18%
1カ月以内
11%
3カ月以内
12%
6カ月以内
59%
それ以上

※2013年に実施された株式会社蒼天による「カイロプラクティックにおける 患者アンケート調査」より

カイロプラクターであれば、すぐに適切な見立てをしてくれるはずです。場合によっては医療機関への通院をおすすめすることもあります。

ちなみに、来院者の健康をサポートするカイロプラクターでも、無理がたたればときどき体の不調を来します。そんなときはカイロプラクター同士で骨のゆがみをチェックしたり、施術を行い合ったりしています。健康を維持するというのは、それだけ手間や時間がかかることなのです。

腰痛や肩コリの悩みに応えることだけがカイロプラクティックの目的ではありません。将来にわたって健康であり続けるための、継続的な体づくりのお手伝いが、カイロプラクティックの究極の目的です。

そういうわけで、カイロプラクティックの施術院とは、たいてい長～いお付き合いをすることになるのです。全健会は、「いつも身近にカイロプラクティックのある生活」を社会に広めることを目指しています。

Q　今後も継続してカイロプラクティックを受けたいと思いますか？

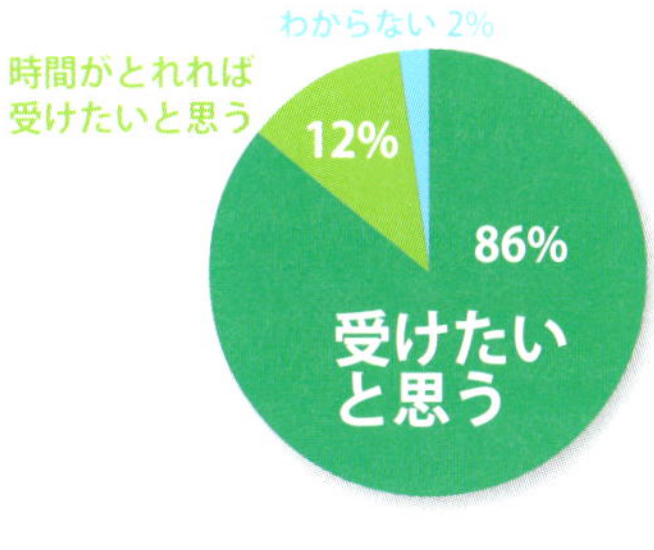

※ 2013年に実施された株式会社蒼天による「カイロプラクティックにおける 患者アンケート調査」より

おわりに

骨は毎日ちょっとずつゆがみます。だから、その日のうちにその日のゆがみをとるというのが理想の生活です。この本に書かれていることを、大まじめに全部実践する必要はありません。一度にあれもこれも欲張るよりも、毎日少しずつ、骨にやさしい生活を継続していくことが重要です。

すでに骨が大きくゆがんでしまっているかもしれないと感じた人も焦らないでください。毎日ちょっとずつ蓄積したゆがみは、毎日ちょっとずつ戻していけばいいのです。ただし、そうしている間にも骨はまたゆがみます。だからまた戻します。3歩進んで2歩下がるみたいな感じですね。

本場アメリカでは、じっくりゆっくり1年単位でカイロプラクティックによる〝治療〟に取り組むそうです。「一瞬で腰痛が消えた！」とか「1週間でやせる！」とか、そういうものとはそもそも違うのです。

今回カイロプラクティックと出会い、私が不調知らずの超健康体になったかといえばそんなことはありません。1日5時間以上パソコンに向かっていると相変わらず背中のハリは出ますし、首が痛くなることもあります。

私に生じたいちばん大きな変化は、自分自身の体に対する意識の変化です。背中が張ってきたとき、肩がこってきたとき、「あ、ゆがみ始めたな」ということがわかるようになりました。そして早めに体操をすることで、悪化を防ぐことができるようになりました。また、栄養や睡眠にも気をつかい、意識的に炭水化物《たんすいかぶつ》や脂質を避けるようになりました。かつてはなかなかできなかったことですが、頭で理屈を理解すると、意識も変わるのですね。

施術院に通うにはお金がかかります。体操のために便利な道具や理想的な寝具、高品質のサプリメントをそろえるにはそれなりのお金がかかります。しかし、さまざまな体の不調を未然に防ぐことで、将来かかるかもしれない多額の医療費を抑えられるとしたら、決して高い投資ではないと私は思います。

そしてなにより、一度きりの人生、少しでも長く健康に暮らしたいですよね。

この本が、みなさんの健康な輝ける人生を、1日でも1分でも増やすためのお役に立てたのなら、幸甚です。

2015年9月　おおたとしまさ

おおたとしまさ Toshimasa Ota

ジャーナリスト。株式会社リクルートから独立後、育児・教育を主なテーマに執筆・講演活動を行う。著書、新聞・雑誌へのコメント掲載など多数。ラジオ番組にもレギュラー出演中。心理カウンセラーの資格ももつ。著書は『名門校とは何か？』（朝日新聞出版）、『追いつめる親』（毎日新聞出版）、『中学受験という選択』（日本経済新聞出版社）、『オバタリアン教師から息子を守れ』（中央公論新社）、『パパのトリセツ』（ディスカヴァー）など硬軟多数ある。海外で翻訳されている著書も多い。

全国健康生活普及会 zenkenkai

カイロプラクティックを普及していく活動支援団体として、1977 年創立。日本におけるカイロプラクター養成団体の草分けであり、現在でも本場アメリカの名門「テキサスカイロプラクティックカレッジ」と提携し、常に最先端の技術を取り入れている。全健会の各カイロプラクティック施術院では、手技による骨格矯正だけではなく、総合指導法として生活習慣の改善を提案しており、通院者に多角的なアドバイスを行っている。全健会会員の施術院は日本全国に約 4000 店舗あり、毎月 40 万人以上が施術を受けている。

背骨&骨盤 ゆがみを直せば若返る！

おうちでできる アメリカ発カイロプラクティック

2015 年10月 1 日　第 1 刷発行
2024 年12月 5 日　第14刷発行

編　著　**おおたとしまさ**

監　修　**全国健康生活普及会**

発行所　ダイヤモンド社
〒150-8409　東京都渋谷区神宮前 6-12-17
https://www.diamond.co.jp/
電話　03-5778-7235（編集）　03-5778-7240（販売）

装丁＆本文デザイン　前田慎一郎（ナルーデザイン）
イラスト　青木大（DAICREATION）
取材協力・撮影指導　中原正和、平原辰成、安澤節子、中嶋敏範
制作進行　ダイヤモンド・グラフィック社
印刷　勇進印刷
製本　ブックアート
編集担当　福島宏之

ISBN　978-4-478-06129-9